ISBN 978-3-649-62194-2

Hafenweg 30, 48155 Münster, Germany
Grafische Gestaltung: Beate Kahramanlar
Illustrationen: Lena Hesse

Printed in Slovakia

www.coppenrath.de

Prof. Dr. Dr. Hartmut Kasten

Daniela Vogel

100 Dinge, die das Baby im ersten Jahr lernt

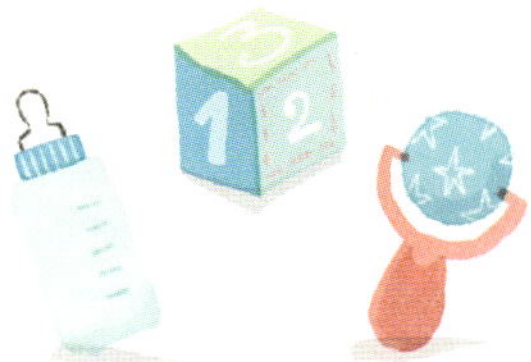

COPPENRATH

Inhalt

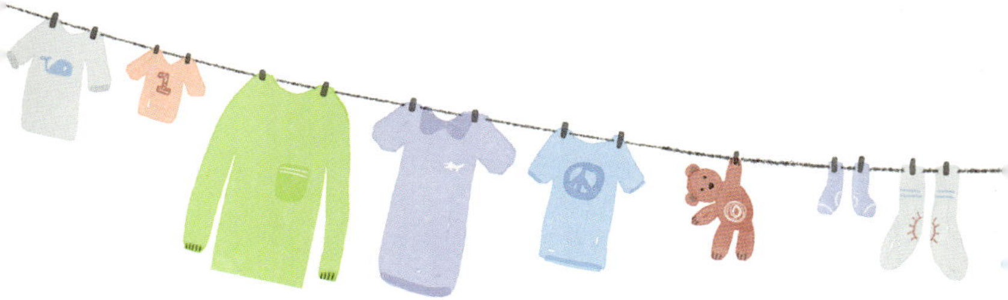

Herzlichen Glückwunsch!

Ihr Baby erblickt das Licht der Welt. Es ist einfach ein Wunder, dieses kleine Wesen in den Armen zu halten, doch ein fast genauso großes Wunder ist das, was dieses Kind im ersten Jahr seines Lebens alles lernen wird. Nie wieder macht es in so kurzer Zeit solche Entwicklungssprünge, wie in den kommenden 365 Tagen.
Auf wissenschaftlich fundierte und doch leicht verständliche Weise beschreiben wir in diesem Buch die 100 Dinge, die ein Baby lernt, bevor es ein Jahr alt wird: von Atmen bis Zähnchen kriegen, von Aufstehen bis Zeichensprache. Doch für all dies hat jedes Kind sein eigenes Tempo. Keine Panik, wenn Ihr Baby einen entscheidenden Meilenstein in seiner

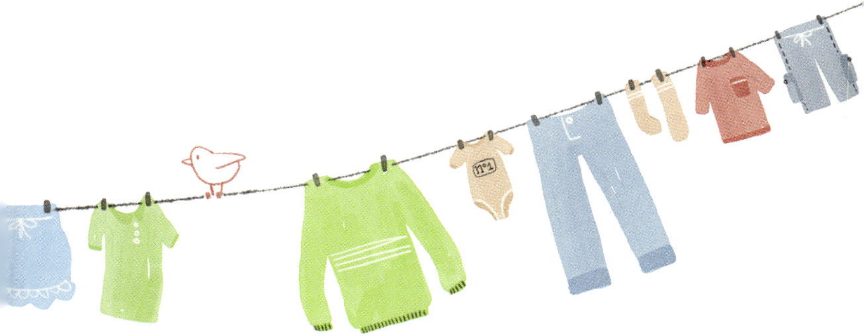

Entwicklung nicht zum „statistisch berechneten Termin" erreicht. Genau wie nur wenige Säuglinge zum errechneten Geburtstermin auf die Welt kommen, sind auch diese Daten nur Richtwerte.

Ein wundervolles erstes Jahr liegt vor Ihnen und Ihrem Baby. Lassen Sie sich von diesem Buch ein wenig begleiten und die eine oder andere Frage beantworten.

1 Baby lernt atmen

Es ist ein so ergreifender, emotionaler Moment – ein Kind kommt zur Welt.

Atmet es? Ist es gesund? Alle Finger, alle Zehen? Natürlich gehen uns diese Fragen mit als erstes durch den Kopf. Doch sind wir uns eigentlich bewusst, was ein Säugling, gerade erst aus Mamas Bauch heraus, da leistet?

Neun Monate hat Mama für ihn geatmet. Seine ganze Welt bestand aus Fruchtwasser und selbst zu atmen war überflüssig. Im Bruchteil einer Sekunde ändert sich das nun. Das Baby wird geboren und muss seine Lungen mit Luft füllen. Es lernt zu atmen!

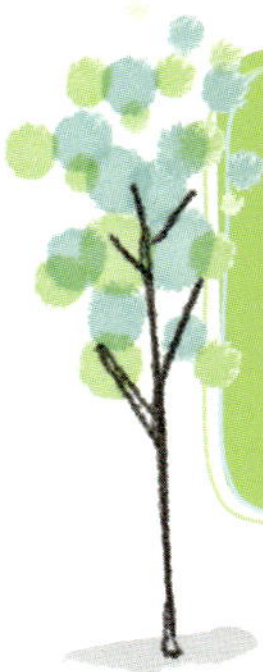

Gut zu wissen

Gelegentliches Niesen und Schnauben sind für ein Neugeborenes völlig normal, denn Lunge und Nase müssen sich erst daran gewöhnen, Luft zu atmen. Und das Baby ist gezwungen, durch die Nase Luft zu holen, da es sonst nicht gleichzeitig trinken kann.

Ein kleines Kind, gestern geboren –
es lebt von Mutters Milch
und ihren Küssen.

Percy Bysshe Shelley

2 | Baby lernt, Mamas Brust zu finden

Obwohl noch so klein, so hilflos, weiß jedes Baby von Geburt an, wo Mama die Milch versteckt hat. Der Mund bewegt sich – auf, zu, auf, zu. Der Kopf bewegt sich – rechts, links, rechts, links. Der ganze Körper kennt nur eine Aufgabe: Finde Mamas Milchbar! Und obwohl das Kleine sich nicht mal richtig bewegen, geschweige denn robben kann, streckt und reckt es sich, soweit es geht, um endlich seinen Hunger stillen zu können.

Mit *Lernen* hat das Ganze zwar nicht viel zu tun, denn den Säuglingen ist der Suchreflex in die Wiege gelegt, und doch ist es für das kleine Baby eine Meisterleistung.

3 Baby lernt trinken

Hat das Baby die Brustwarze der Mutter endlich gefunden, fängt es kräftig an zu saugen. Auch dies ist ein Reflex, genetisch programmiert, um das Leben und Überleben zu sichern. Doch immer wieder mal kommt es vor, dass das Baby nicht so einfach zu trinken beginnt, wie man es annehmen würde. Es kaut nur auf der Warze der Mutter herum, nimmt diese aber nicht weit genug in den Mund, um wirklich daran saugen zu können. Für die Mama kann das ganz schön schmerzhaft und auch frustrierend sein. Aber keine Panik! Heutzutage gibt es kleine Hilfsmittel, z. B. den sogenannten „fingerfeeder", einen Ernährungsaufsatz für Spritzen, über welchen der Säugling ernährt wird. Gleichzeitig wird dem Baby eine Fingerkuppe vorsichtig in den Mund geschoben. Saugt es daran, bekommt es Milch aus der Spritze. Dadurch gewöhnt es sich an die Verbindung zwischen Saugen und Trinken.

Gut zu wissen

Nicht jede Mutter kann oder möchte ihr Kind stillen. Aus dem Fläschchen zu trinken, lernen die Kleinen natürlich ebenso gut, und auch hier kann der „fingerfeeder" bei Startschwierigkeiten helfen. Trinkt ein Baby aus der Flasche, ist nicht mehr allein die Mama in der Pflicht – dann kann auch der Papa Babys Hunger stillen.

4 | Baby lernt schmecken

Bereits in Mamas Bauch entwickeln sich im Mund des Fötus Geschmackszellen und etwa ab der 15. Woche beginnt er, vom Fruchtwasser zu kosten. Dieses enthält Geruchs- und Geschmacksstoffe, und je nachdem, was die werdende Mama isst und trinkt, verändert sich für ihr Baby der Fruchtwassergeschmack.
Pasta oder Schweinebraten, Kirsche oder Pflaume, Basilikum oder Curry? Das Baby hat im Prinzip von allem schon gekostet und lange vor seiner Geburt erste Vorlieben und Abneigungen entwickelt. Süßes liegt im Essensranking – wie hätte es auch anders sein können – zumeist sehr weit vorne, Bitteres ganz hinten. So ist es auch kein Wunder, dass die süßliche Mutter- oder Ersatzmilch bei den Kleinen gut ankommt.
Es schmeckt einfach!

Gut zu wissen

Süßes zu lieben – aber auch Fettes und Herzhaftes – liegt daran, dass diese Lebensmittel bewirken, dass bei der Verdauung sogenannte Opioide im menschlichen Körper freigesetzt werden.
Die namentliche Nähe zu Opium und Drogen kommt nicht von ungefähr. Gelangen Opioide in unseren Blutkreislauf, sorgen sie für das paradiesische Gefühl beim Verzehr von Schokolade und Co. Die Erinnerung an dieses Erlebnis speichert unser Gehirn ab und wird beim Anblick einer neuen süßen Verlockung reaktiviert.

5 | Baby kann erfolgreich abnehmen

Dies will man nun sicherlich nicht direkt zu Beginn lesen (deshalb haben wir es Nr. 5 genannt), aber es ist mit das Erste, was ein Baby kann: abnehmen. Da liegt man nun, hat eben einen kleinen Engel zur Welt gebracht, und nach den ganzen Glücksgefühlen guckt man an sich herunter und denkt: Moment. Der Bauch ist ja immer noch da. Und dann liegt da dieser kleine Wurm und trinkt und trinkt und trinkt ... und die Babywaage zeigt am nächsten Tag trotzdem weniger an als das Geburtsgewicht. Guter Stoffwechsel, würde man als Erwachsener meinen. Und im Prinzip ist das richtig: Ein Baby verbraucht anfangs mehr Energie und scheidet mehr Flüssigkeit aus, als es aufnimmt. Unsere Welt ist nämlich ganz schön anstrengend. Nicht mehr nur faul in Mamas Bauch relaxen. Nun muss selbstständig geatmet und gegessen werden. Das strengt echt an.

Sprich: Ein Baby wird in den ersten Stunden und Tagen nach der Geburt vom Stubenhocker zum Leistungsturner.

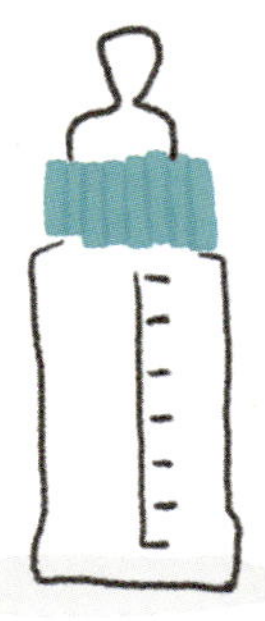

Gut zu wissen

Ein Säugling nimmt, nachdem er sein Geburtsgewicht wieder erreicht hat, in den kommenden Wochen durchschnittlich 200 g pro Woche zu. Das klingt erst einmal wenig, doch vergleicht man Babys prozentuale Gewichtszunahme mit der eines Erwachsenen, wird deutlich, was für ein ungeheures Plus ein Neugeborenes in kurzer Zeit zulegt:
Baby: Geburtsgewicht 3.400 g. Zunahme je Woche: 200 g.
In 10 Wochen nimmt das Baby satte 2 kg an Gewicht zu.
Das ist ein Plus von ca. 60%.
Erwachsener: 70 kg. Ein Plus von 60% in 10 Wochen entspräche hier stolzen 42 kg!

6 | Baby kann erfolgreich zunehmen

Nach ca. drei Tagen ist der Abnehmmarathon meist vorbei. Der kleine Erdenbürger hat sich an seine neue Umgebung gewöhnt. Nun heißt es: groß und stark werden! Dafür wird ordentlich zugelangt und der kleine Spross verlangt acht- bis zwölfmal am Tag (und in der Nacht) nach Milch.

7 | Baby kann hören

„Na, du! Na, mein kleiner Engel!"
„Wo ist das Baby? – DA ist das Baby!"
Eltern und andere Bezugspersonen sprechen sie meistens automatisch, die Ammen- oder Babysprache. Sie säuseln in hoher Tonlage, reden in ganz kurzen Sätzen. Intuitiv wissen sie, dass hohe Laute bei ihrem Kind besser ankommen als tiefe. Denn Babys hören genau hin. Sie sind wie Seismographen. Gefühle, die z. B. in Papas Stimme mitschwingen, beeinflussen auch ihr Befinden: Seine Stimme klingt fröhlich? Dann ist auch das Baby entspannt und lässt sich von der Fröhlichkeit anstecken. – Papas Stimme klingt sanft und ruhig? Alles ist gut. Da kann sich das Baby beruhigen. – Klingt die Stimme aber gereizt, laut und aufgeregt, wird das Kleine ebenfalls schnell unruhig und gestresst.

Also lieber fröhlich bleiben... und singen! Denn Liedern lauscht ein Baby besonders gerne – egal, wie gut Papa die Töne trifft.

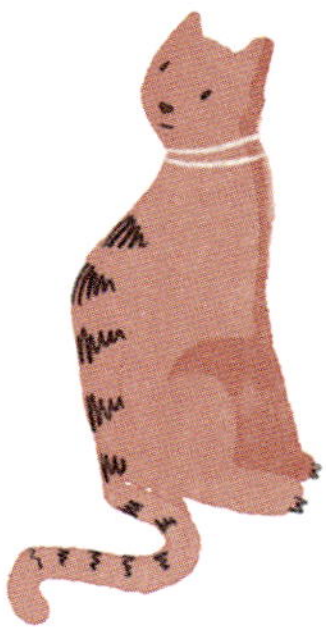

Gut zu wissen

Das Mittelohr eines Fötus ist mit Fruchtwasser gefüllt und wird so vor allzu lauten Geräuschen geschützt. Erst einige Tage nach der Geburt ist das Ohr des Säuglings vollständig von diesem Fruchtwasser befreit, sodass der Übergang vom ruhigen Mutterleib zur deutlich lauteren Außenwelt kein Schock für das sensible Gehör des Babys wird.

8 | Baby kann Mamas Stimme erkennen

Das Hörvermögen von Neugeborenen ist gut ausgeprägt. Schon im Mutterleib lernt ein Baby ungefähr ab der 24. Schwangerschaftswoche zu hören. Alle Geräusche werden noch durch das Fruchtwasser gedämpft, aber besonders die Stimme der Mama kann das Baby sehr gut wahrnehmen. Endlich auf der Welt braucht es so nicht lange, Mamas Stimme von allen anderen zu unterscheiden. Und natürlich werden insbesondere zwei Dinge mit dieser Stimme verbunden: Geborgenheit und… Essen!

9 | Baby schreit in der Muttersprache

Babys haben ein Faible für ihre Muttersprache, und schon in ihren ersten Lauten spiegelt sich die Melodie dieser Sprache wieder: Eine Studie mit 60 französischen und deutschen Neugeborenen ergab, dass Kinder in ihrer Muttersprache schreien. Die Schreie der französischen Babys begannen bei einer niedrigen Frequenz und schwollen dann an, Schreie deutscher Babys verliefen genau entgegengesetzt: ein lauter, hoher Beginn und dann leiser und tiefer werdend.
Einfach mal ganz genau hinhören! Auch der eigene Spross wird da keine Ausnahme sein. Und spätestens wenn er zu sprechen anfängt, ist die Melodie der Muttersprache erneut sehr klar erkennbar: MAma, PApa oder MamÁ, PapÁ?

10 | Baby lernt schreien

Das Schreien eines Neugeborenen hat schon so manche Eltern verwirrt und vielleicht auch ein bisschen verzweifeln lassen. Was will das Kleine, was braucht es? Ist es vielleicht sogar krank? Babyschreie sind immer Kommunikationsversuche. Hier eine kleine Checkliste, wenn Mama und Papa mal gar nicht weiterwissen:

- Hunger? → Baby steckt sich die Hand in den Mund, macht Saugbewegungen oder sucht die Brust.
- Bäuerchen klappt nicht?
- Langeweile? → Säugling beruhigt sich schnell wieder, wenn er auf den Arm genommen wird.
- Zu warm, zu kalt? → Temperatur des Babys im Nacken prüfen. Ist der schon leicht feucht, ist das Kleine vielleicht nur zu dick eingepackt.
- Windel voll? → Einfach mal schnüffeln! Eventuell ist auch Babys Po ein bisschen wund?
- Überreizt oder müde? → Das Baby strampelt viel, reibt sich Augen und Nase und gähnt. Dann sollte man die Action für das Kleine etwas zurückfahren, für Ruhe sorgen und ihm die Möglichkeit geben zu schlafen.
- Schmerzen? → Wenn das Baby seit Längerem die Nahrung verweigert, teilnahmslos wird und/oder die Schreie ungewöhnlich, evtl. heller klingen, ist es womöglich krank.

Suchen Sie im Zweifelsfall immer einen Kinderarzt auf.

11 | Baby lernt zupacken

Haben Sie einem Baby schon mal den kleinen Finger gereicht? – Ganz wörtlich gemeint! Nein? Dann Vorsicht, vielleicht bekommen Sie ihn so schnell nicht wieder.

Babys können fest zupacken, sehr fest. Unter Umständen wären sie sogar in der Lage, ihr gesamtes Körpergewicht zu halten, würde man sie am Finger eines Erwachsenen in die Luft heben. Diese Fähigkeit unserer kleinen Bodybuilder ist wohl noch ein Überbleibsel der Evolution. Denn sicher haben sich die Kinder des Urmenschen ähnlich am Körper der Mutter festgeklammert, wie wir es heute noch bei den Affen beobachten können. So kommt es wahrscheinlich auch, dass ein Baby die Arme ruckartig ausstreckt und sofort wieder anzieht, wenn sein Kopf nach hinten fällt (Moro-Reflex). Wäre ja nicht gerade praktisch gewesen, wenn das Kind bei jeder kleinen Bewegung der Mama dieser vom Körper gepurzelt wäre. Das Baby merkt: Ah, ich kippe!, und hält sich automatisch noch stärker fest.

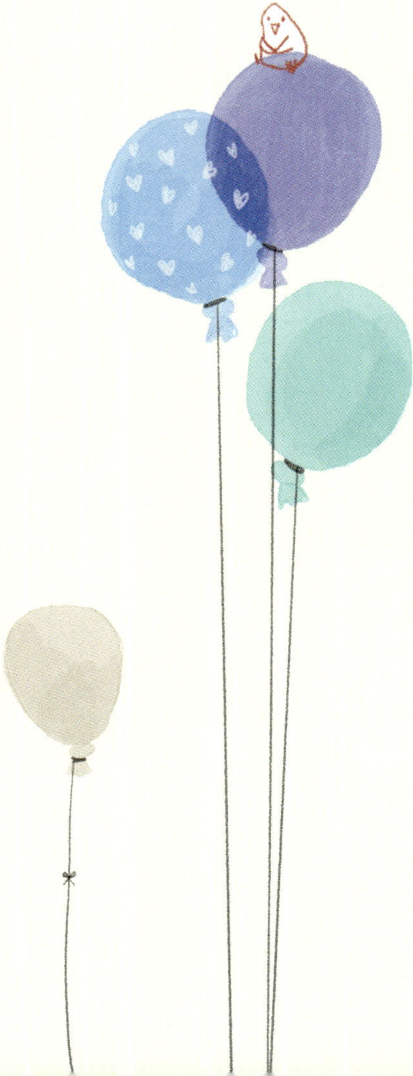

12 | Baby lernt sehen

Was ist denn das? Verflixt!
Einfach zu weit weg.
Viel zu unscharf.
Wo ist meine Brille?
Jeder Brillenträger, ob alt oder jung, wird dies schon mal erlebt haben. Dinge, die außerhalb des Fokus liegen, können vom Auge nur noch verschwommen wahrgenommen werden. Genau so geht es unserem kleinen Neugeborenen, das vieles um sich herum gar nicht wirklich erfassen kann, weil es sein Sehvermögen noch nicht zulässt. Nur auf eine Entfernung von ca. 18 bis 30 Zentimetern können seine Augen Objekte schon recht deutlich wahrnehmen.
Praktisch, dass Erwachsene anscheinend instinktiv ein Baby genau in dieser Entfernung von ihrem Gesicht halten, wenn sie es ansprechen. So bekommt es im Idealfall in den ersten Lebenswochen nur freundliche, wohlwollende Gesichter zu sehen und bleibt verschont von all dem Irritierenden und Ungewöhnlichen der fremden Welt, was es nur unnötig in Unruhe versetzen könnte.
Im Gegensatz zu unserem Brillenträger hat Klein-Baby auch noch einen entscheidenden Vorteil: Seine Sehschärfe wird von Tag zu Tag besser! Mit ungefähr drei Jahren ist im Normalfall die letztlich optimale Sehleistung erreicht.

Gut zu wissen

Keine Panik, wenn Ihr Baby in den ersten Wochen und Monaten schielen sollte. Das kommt bei vielen Säuglingen vor, etwa wenn sie müde sind. Man spricht hier von noch unkoordiniertem Schauen.

13 | Baby lernt spiegeln

Wenn unser Baby bereits sprechen könnte, würde es sicher etwas sagen wie: „Was wird das denn? Meint der mich? Das sieht lustig aus. Ob ich das auch kann? Mal probieren!"
Gemeint ist der Papa, der seinem kleinen Sonnenschein gerade lachend die Zunge rausstreckt.
Wenige Stunden nach der Geburt ist das Spiegeln seines Gegenübers zwar noch ein eher reflexartiger Vorgang, doch bald lernt ein Baby, dass es durch Beobachten und Spiegeln seiner Kontaktpersonen Reaktionen hervorrufen kann. Schon ein Öffnen des Mundes wird gespiegelt, um Mama und Papa ein Lächeln zu entlocken. Dadurch fühlt sich das Baby verstanden und wird fleißig weiterüben... um plötzlich ebenfalls die Zunge rauszustrecken. (Fotoapparat bereithalten!)

14 | Baby kann fühlen

Fenster auf.

Brrr – ganz schön kalt!

Babydecke.

Ahh, schön kuschelig!

An Mamas Brust.

Das fühlt sich gut an!

Ein Baby reagiert bereits unmittelbar nach der Geburt sensibel auf Umwelteinflüsse wie Wärme und Kälte, insbesondere aber auf Berührungen. Das Kleine liebt es, am Körper der Eltern zu kuscheln, gestreichelt oder sanft gebadet zu werden. Dass durch dieses aktive Berühren auch angeborene Reflexe ausgelöst werden, kann man spielerisch ausprobieren:

Die Hand- und Fußinnenflächen zu streicheln, löst den Greifreflex aus. Einen Babyfuß sanft auf den Boden aufzusetzen, aktiviert den Schreitreflex.

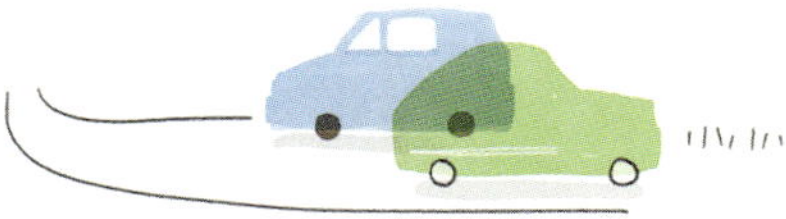

15 | Der Säugling als Tragling

Ist es nicht schön, sich den ganzen Tag durch die Gegend tragen zu lassen!?!
Gut, als Erwachsener sieht das dann doch ein bisschen komisch aus... aber für die Kleinen ist es das Größte. Über alle Sinne entdecken sie ihre Außenwelt – sicher und behütet am warmen Körper von Mama oder Papa.
Das Baby nimmt alle Bewegungen seines Trägers wahr und macht diese mit. Dadurch werden bereits Gleichgewichtssinn und Motorik geschult. Der permanente Hautkontakt schafft zudem Vertrauen und Nähe – was gibt es Besseres, um eine Bindung zwischen Eltern und Kind aufzubauen und zu stärken!

Gut zu wissen

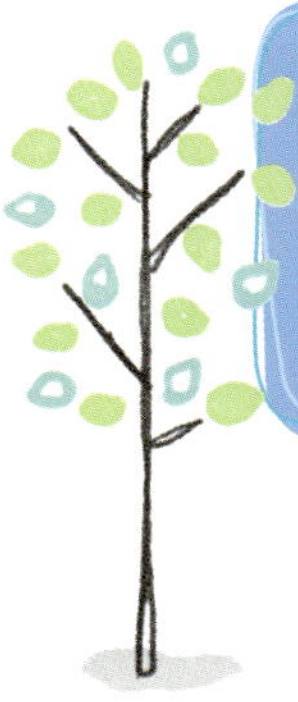

Übrigens nehmen Babys automatisch die richtige Tragehaltung ein, wenn man sie unter den Armen hochhebt. Angewinkelte und gleichzeitig gespreizte Beine sorgen dafür, dass sie auf der Hüfte des Erwachsenen einen sicheren Halt finden.

16 | Baby lernt: Gesichter sind interessant

Babys kommen bereits mit einer Vorliebe für Gesichter und sprachliche Laute auf die Welt. Nicht jedes Gesicht ist jedoch gleich spannend für ein Baby. Die meisten von ihnen bevorzugen im Alter von etwa drei Monaten das weibliche Gesicht. Werden ihnen fremde männliche und weibliche Gesichter gezeigt, verweilen Babys Augen deutlich länger auf den Zügen der Frauen. Dies mag mit der engen Mutter-Kind-Beziehung zu tun haben, denn ist die Hauptbezugsperson eines Säuglings ein Mann, entwickelt es eine leichte Vorliebe für das männliche Gesicht.

Das Interesse an Gesichtern lässt auch Monate später nicht nach. Dann betasten und befühlen viele Kinder gerne Mund, Nase oder Ohren ihrer Eltern und anderer Menschen.

Wer sagt, es gibt sieben Wunder
auf dieser Welt, hat noch nie die Geburt
eines Kindes erlebt.
Wer sagt, Reichtum ist alles,
hat nie ein Kind lächeln gesehen.

Honoré de Balzac

17 | Baby kann lächeln wie ein Engel

„Schau mal! Es schläft wie ein Engel."
Sie haben sich auch gerade dabei ertappt, wie Sie minutenlang Ihr schlafendes Kind beobachteten? Es sieht aber auch bezaubernd aus, wie es da so selig schläft – und lächelt.
Vor allem im Schlaf lächelt ein Neugeborenes, was als „Engelslächeln" oder „Vorlächeln" bekannt ist. Beide Namen trägt es zu Recht, da das Kleine natürlich umso mehr wie ein Engelchen aussieht, wenn es lächelt, dieses aber noch kein echtes Lächeln ist. Es ist vielmehr ein Zucken der Mundwinkel.
Egal. Haben Sie je ein schöneres Zucken gesehen?

18 | Der Zauber des Kindchenschemas

Beim Anblick eines kleinen Babys werden aus normalen Erwachsenen plötzlich fürsorgliche Beschützer. Sie können einfach nicht widerstehen, wollen sich kümmern, es knuddeln und vor allem Bösen bewahren. Warum ist das so?
Die Natur hat ganz schön getrickst und unsere Kleinsten mit den süßesten, niedlichsten Merkmalen ausgestattet: große, runde Kulleraugen, ein kleines Kinn, eine Stupsnase, runde Pausbacken, einen großen, runden Kopf mit hoher Stirn, kurze Ärmchen und Beinchen. Mutter Natur hat sich da echt nicht lumpen lassen! Und alles scheint zu sagen: „Sorg für mich! Ich bin so klein und hilflos."
Genau deshalb schaffen wir es, auch beim siebten oder achten Mal nachts aufzustehen, wenn leises Gewimmer oder lautes Geschrei aus dem Kinderbettchen dringt. Ganz schön clever!

Gut zu wissen

Der Verhaltensforscher und Nobelpreisträger Konrad Lorenz hat 1943 das „Kindchenschema" als solches benannt und eine Liste an Merkmalen aufgestellt. Das Schema beschränkt sich übrigens nicht allein auf die Kinder des Homo sapiens, auch in der Tierwelt ist das Phänomen zu beobachten, man denke nur an Eisbär- oder Gorilla-Babys.

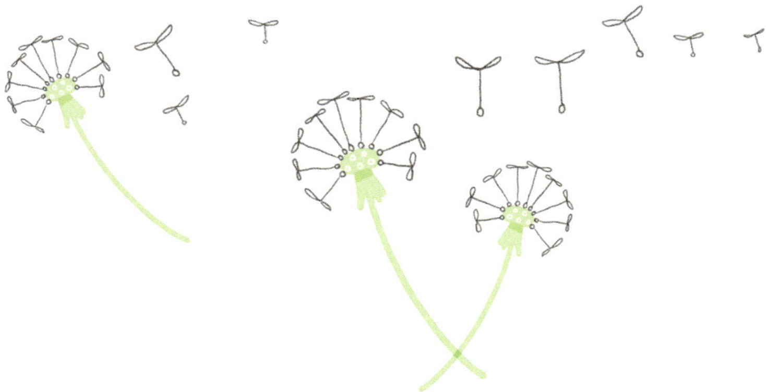

19 | Baby ist neugierig

Warum bewegt sich der Ball, wenn ich ihn anstoße? Wie hört es sich an, wenn ich den Becher auf den Boden werfe?
Mit Ausdauer und Hingabe entdecken Kinder ihre Welt, testen, scheitern, feiern Erfolge, ziehen Schlüsse. Die kindliche Neugier ist ein Motor ihrer Entwicklung. Durch sie wird schon das kleinste Baby dazu bewegt, sich auszuprobieren, Dinge zu wiederholen,... und am Ende glücklich von Mama und Papa gelobt zu werden.
„Sieh nur, er wird mal Fußballer. Eindeutig. Wie er jetzt schon den Ball immer und immer wieder antippt...!“

20 | Baby kann riechen

Ein Fötus kann im Mutterleib bereits Gerüche wahrnehmen (etwa ab der 28. SSW). Dadurch ist es interessant zu beobachten, wie ein Baby, dessen Mutter vielleicht während der Schwangerschaft viel Anis zu sich genommen hat, auch eine Vorliebe für Anis hat und sich diesem Geruch zuwendet. Viel spannender noch wird es, wenn Kinder ihre Mutter – oder andere Personen – allein am Geruch erkennen. Probieren Sie doch mal folgendes Experiment aus:
Zwei kleine Halstücher werden seitlich am Kopfteil des Babybetts befestigt: rechts eines, das die Mama getragen hat (möglichst nicht mit intensivem Parfümgeruch!), und links eines, das jemand Fremdes getragen hat. Das Baby ist in der Regel am Tuch der Mama besonders interessiert und wendet sich ihm deutlich länger zu.

21 | Baby lernt flirten

Folgende Situation: Mama und Papa stehen an der Supermarktkasse. Ihr Baby sitzt entgegen der Fahrtrichtung im Einkaufswagen. Plötzlich beginnt das Baby zu strahlen. Die Augen sind groß und leuchten, der Mund verzieht sich zu einem hinreißenden Lächeln.

Wen strahlt das Kleine an? Seine Eltern? Falsch! Hinter ihnen steht ein Teenager: Interessante Haarfarbe, Musik auf den Ohren, Null-Bock-Gesichtsausdruck.

Und dieser junge Mann wird nun vom bezaubernden Lächeln eines Babys in die Knie gezwungen. Aber wer kann auch so viel Charme widerstehen? Man wird ja geradezu angeflirtet...

Da wird aus der Null-Bock-Miene ganz schnell ein schüchternes „Hoffentlich hat's auch keiner gesehen"-Zurücklächeln.

Gut zu wissen

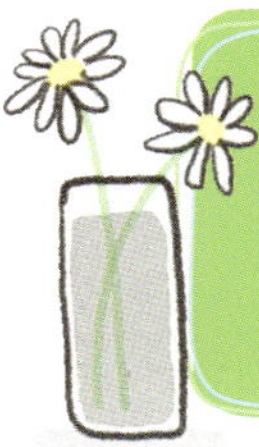

Das „soziale Lächeln" folgt dem „Engelslächeln" und kann, entgegen diesem, aktiv vom Baby eingesetzt werden. Es erfüllt dabei einen simplen sozialen Zweck: Das Gegenüber wird positiv gestimmt und reagiert freundlich.

22 | Baby lernt strampeln

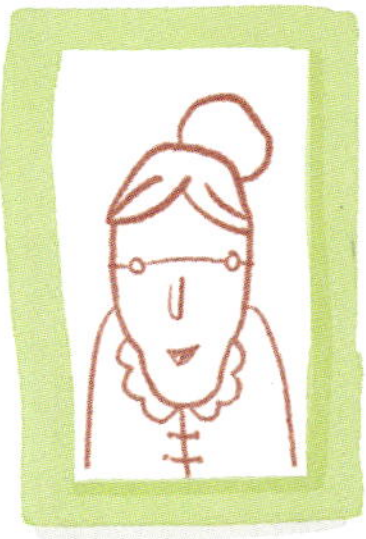

Je mehr Zeit vergeht, desto aktiver wird der kleine Erdenbürger. Er strampelt plötzlich, rudert mit Ärmchen und Beinchen und öffnet seine bislang meist zur Faust geballten Hände.
Das wilde Strampeln kann Frustration aber auch Begeisterung ausdrücken.
„Die Oma ist da! Hurra, die Oma ist wieder da!“, kann ebenso gemeint sein, wie: „Hey, mir ist langweilig. Ich brauche Action!“
Für ein Baby ist es eine neue Möglichkeit, mit der Welt zu kommunizieren. Aber es ist auch ein wichtiger Schritt in der motorischen und sozialen Entwicklung des Kindes.

23 | Baby lernt, auf dem Bauch zu liegen

Viele Babys hassen die Bauchlage! – Ja, so unschön das klingt, aber wie würden Sie sich fühlen, wenn Sie weder genug Kraft in Armen und Beinen, noch in Ihrer Nackenmuskulatur hätten, um irgendwie an Höhe zu gewinnen? Da liegen Sie nun, flach auf dem Bauch, die Stirn bohrt sich in den Boden, die Aussicht ist… bescheiden. Na? Fühlen Sie sich wohl? Spaß? Wohl nicht. Also ist es auch verständlich, dass viele Babys quengeln und schreien, wenn Mama und Papa auf die glorreiche Idee kommen, sie auf den Bauch zu legen. Doch ist die Bauchlage wichtig und Eltern sollten nicht darauf verzichten. Viele Muskelgruppen lassen sich so am besten trainieren und erst wenn das Baby sicher auf dem Bauch liegt und sich hochstemmen kann, ist es bereit, das Krabbeln zu lernen.
Also durchhalten! – Und sich vielleicht mal neben das Kleine legen und gemeinsam die „Aussicht“ genießen!

24 | Baby lernt, sein Köpfchen zu heben

„Mein Gott, was ein Ausblick! Wenn ich das eher gewusst hätte…“ So oder so ähnlich dürfte ein Säugling wohl staunen, wenn er – grade mal zwei bis drei Monate alt – das erste Mal sein Köpfchen in Bauchlage hebt und plötzlich viel mehr Dinge wahrnimmt als zuvor.

Bis zu einem 45°-Winkel kann das Kleine schon seinen Kopf heben. Eine fantastische Leistung, bedenkt man, dass der Babykopf im Verhältnis zum Rest des Körpers riesig ist. Da ist es auch kein Wunder, dass er ziemlich schnell wieder zurück auf die Unterlage plumpst. Aber der erste Schritt ist gemacht. Und was Klein-Baby gesehen hat, war einfach so interessant, neu und spannend, da versucht man es auch noch ein zweites Mal. Und ein drittes… und ein viertes…

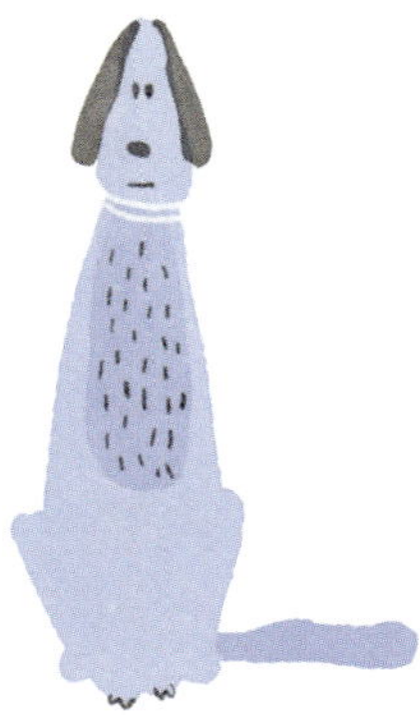

Mir scheint, ich sehe etwas Tieferes, Unendlicheres, Ewigeres als den Ozean im Ausdruck eines Kindes, wenn es am Morgen erwacht oder kräht oder lacht, weil es die Sonne auf seine Wiege scheinen sieht.

VINCENT VAN GOGH

25 | Baby lernt glucksen

Es quietscht, es gluckst, es juchzt – Babys erste Laute klingen so zuckersüß und niedlich, da denkt man gar nicht daran, dass es für das Kleine tatsächlich Arbeit ist, diese Töne zu „produzieren". Der erste Schritt auf dem langen Weg zur Sprache.

Klein-Wonneproppen versucht sich mit seinen Menschen zu verständigen. Er merkt natürlich, dass seine Laute Reaktionen bei Mama und Co. auslösen. Das ist ein tolles Gefühl. So wächst das Interesse des Babys an allem, was mit Sprachproduktion zu tun hat. Gleichzeitig treten die reflexartigen Verhaltensmuster in den Hintergrund. Beispielsweise spiegelt ein Baby sein Gegenüber immer weniger, denn das Imitieren würde eine wirkliche Kommunikation nur behindern.

26 | Baby lernt, sich durch Weinen mitzuteilen

Für einen Erwachsenen ist nicht immer einfach zu verstehen bzw. zu interpretieren, was ein Säugling ihm gerade mitteilen möchte. „Wenn es doch nur schon sprechen könnte“, geht ihm da sicher mehr als einmal durch den Kopf. Doch mit der Zeit lernt man, die Laute zu unterscheiden, die feinen Unterschiede herauszuhören. Besonders anspruchsvoll: das Weinen.

„Ich hab Hunger!“, „Windel voll!“, „Aua!“ oder „Ich will schlafen!“ – Kinderweinen hat so viele Bedeutungen. Aber keine Panik, auch Sie werden im Babyschrei-Quiz bald richtig gut sein.

Außerdem ist ja nicht jedes Geräusch so komplex. Hören Papa und Mama ein Quietschen oder Glucksen, können sie sicher sein, der kleine Zwerg fühlt sich rundum wohl!

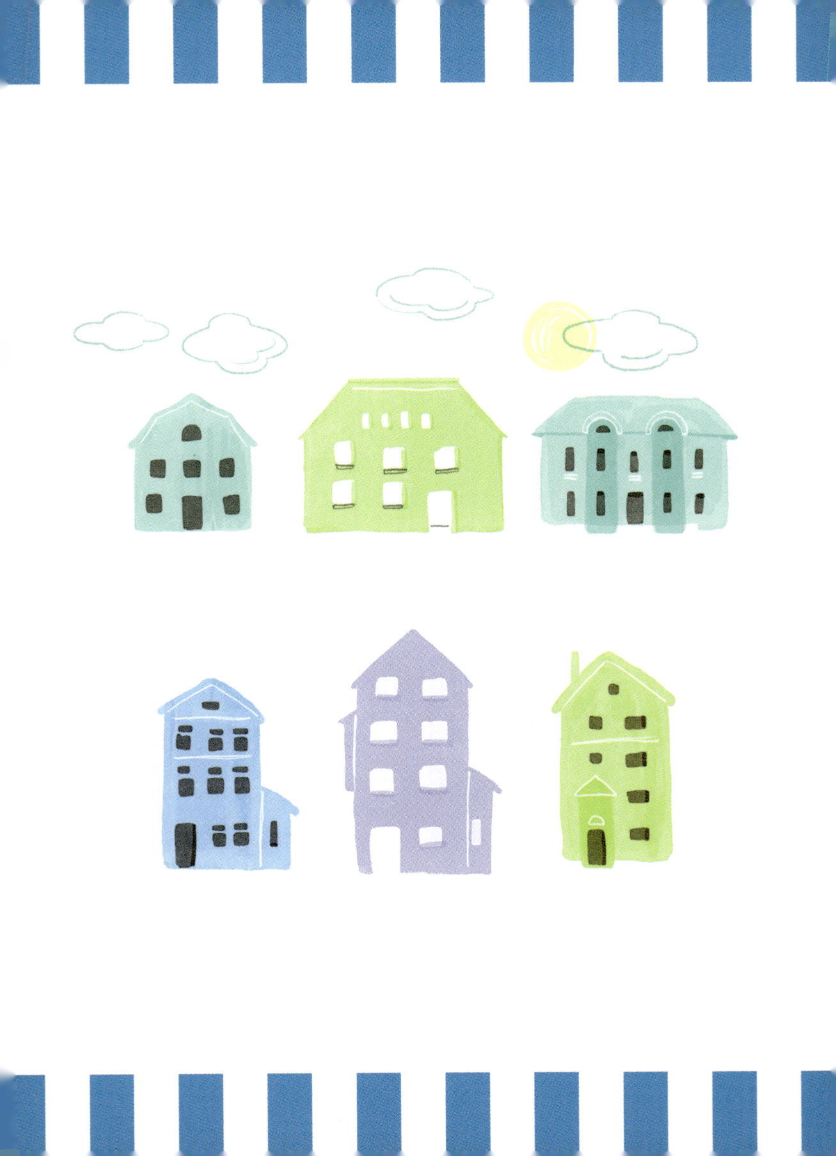

27 | Schlaf, Kindlein, schlaf!

Tagebuch einer Nacht

22:00 Uhr – Baby ist müde. Wunderbar. Wickeln, schnell noch ein bisschen Milch einflößen, Schlafsack und gute Nacht. Klappt ja prima.
22:40 Uhr – Mama ist auch bettfertig. Schnell schlafen.
23:00 Uhr – Mama liegt wach. Einschlafen!!! Jede Minute, die man jetzt wach liegt, fehlt heute Nacht. – Es klappt nicht. Arr!
23:30 Uhr – Mama liegt wach. Atmet es auch noch? Erst mal horchen.
23:58 Uhr – Mama ist endlich eingeschlafen.
1:50 Uhr – Baby schreit. Hunger. Na toll! Also raus aus dem Bett.
2:15 Uhr – Baby ist nach ein paar Zügen beim Trinken wieder eingenickt. So wird das nichts. Dann erst einmal Wickeln. Baby wird munterer.
2:30 Uhr – Prima, Baby trinkt.
2:45 Uhr – Baby scheint satt zu sein. Bäuerchen? Kommt nicht.
3:01 Uhr – Immer noch kein Bäuerchen. Ob man da wohl mal drauf verzichten kann?
3:13 Uhr – Na endlich! Jetzt aber nichts wie ins Bett.

Gut zu wissen

Durchschnittlich verschläft ein Neugeborenes 18 von 24 Stunden eines Tages. Nur sind die Schlaf- und Wachphasen jeweils nicht besonders lang. Alle ein bis zwei Stunden am Tag und höchstens drei bis sechs Stunden nachts wacht ein Neugeborenes auf und hat Hunger.

3:20 Uhr – Baby will nicht schlafen. Mama läuft weitere Runden über den bereits ausgetretenen Teppich im Kinderzimmer. Singen hilft bestimmt.

3:35 Uhr – Singen hilft nicht. Mama ist müde. – Baby nicht.

4:00 Uhr – Unglaublich! Baby ist eingeschlafen. Schnell ins Bett. Schlaf!!

4:30 Uhr – Mama kann nicht schlafen. Nicht zu fassen – todmüde und trotzdem wach. Schäfchen zählen?

4:50 Uhr – Mama ist wach. Und verzweifelt.

5:20 Uhr – Mama ist eingeschlafen.

6:00 Uhr – Baby jammert im Schlaf. Mama ist wach.

6:15 Uhr – Mama ist wieder eingeschlafen.

7:00 Uhr – Baby schreit. Hunger. Och ne! – Also raus aus dem Bett.

7:40 Uhr – Baby ist satt.

7:50 Uhr – Baby ist gewickelt.

8:00 Uhr – Kein Bäuerchen in Sicht.

8:15 Uhr – Endlich!

9:00 Uhr – Baby ist wieder eingeschlafen.

9:10 Uhr – Mama geht ins Bett. – Gute Nacht!

28 | Baby träumt

Kann ein Baby bereits träumen? Und was träumt es? Solche Fragen gehen frisch gebackenen Eltern durch den Kopf, wenn sie ihr Kind im Schlaf beobachten. Plötzlich flattern die Lider, es zuckt ab und zu und atmet unregelmäßiger. Träumt es etwa? Ja. Ein Baby hat sogar mehr Traumphasen, die sogenannten REM-Phasen, als ein Erwachsener. Bei einem Neugeborenen liegt die Zeit des Traumschlafes bei 50%, bei einem Frühchen sogar bei 80%, seine Mama hingegen träumt nur noch während eines Fünftels ihres Schlafs.

Erstaunlich: Bereits im Mutterleib – ca. ab dem 6./7. Monat der Schwangerschaft – träumt ein Baby. Wovon? Wo es die Welt außerhalb des Mutterleibs doch noch gar nicht kennengelernt hat! Vielleicht ist es Mamas glückliches Lachen, dass es gespürt hat. Es bleibt wohl sein Geheimnis.

Ein Baby, das auf der Welt ist, träumt bereits ähnlich wie alle anderen Menschen – von Dingen, die es erlebt hat, Augenblicken, in denen es fröhlich oder ängstlich war, in denen es sich geborgen fühlte. In jedem Fall verarbeitet schon ein Säugling im Traum die täglichen Eindrücke.

29 | Baby lernt, Gegenstände zu greifen

Na guck mal einer an, diese Fäustchen lassen sich ja auch öffnen. Fantastisch! Ein ganz anderes Gefühl für das wenige Wochen alte Baby, welches soeben seine einzelnen Finger entdeckt hat. Da will natürlich sofort getestet werden, was man mit diesen neuen Körperteilen alles anstellen kann. Ein Teddy oben links auf der Krabbeldecke, gefühlte 100 Meter entfernt (tatsächliche 10 Zentimeter) – kein Problem, den schnappt es sich. Das Objekt der Begierde wird anvisiert, die Hände huschen nach vorne… und mit ganz viel Glück erwischt das Kleine den Teddy.

Dann wird er nicht mehr losgelassen – und praktischerweise erst einmal mit Spucke eingecremt, denn Klein-Baby muss schließlich das neu eroberte Etwas mit allen Sinnen entdecken.

30 Baby lernt das Daumenlutschen

Babys Hand wandert zum Bauch. Plötzlich taucht dort eine zweite Hand auf. Die muss man sich doch mal genauer anschauen. Die Händchen werden über dem Körper zusammengebracht und die kleinen Speckfinger betastet. Aha! Das gehört also auch noch alles dazu. Interessant! Um die Hände genauer erforschen zu können, werden sie in den Mund gestopft. Das sind also Finger! Und so schmecken die...
Da rutschen die meisten Fingerchen wieder ins Freie. Doch der Daumen hat sich nicht so schnell aus Babys Mund verbannen lassen. An ihm wird fleißig weitergenuckelt. Das ist ja auch so schön beruhigend – und kann die Vorstufe zum bekannten Daumenlutschen sein.

Gut zu wissen

Nicht jedes Baby nuckelt so sehr am Daumen (oder an einem anderen Finger), dass sich daraus das spätere Daumenlutschen entwickelt. Manche Kinder bevorzugen mit der Zeit einen Schnuller, andere Kinder nehmen lieber eine Kuscheldecke o.ä. zum Beruhigen oder Einschlafen. Wirklich beeinflussbar ist dies allerdings nicht, schließlich beginnt das Daumenlutschen bei vielen Kindern bereits schon im Mutterleib. Eingreifen nicht möglich!
(Einzig den Schnuller könnte man einem Kind von Anfang an vorenthalten; seine Fingerchen hat es hingegen immer dabei.)

31 Baby lernt experimentieren

Das Mobile schwankt über dem Bettchen hin und her, hin und her. Baby ist wie hypnotisiert: *Boah! Es bewegt sich!* Die Bewegungen werden langsamer, das Mobile steht still. *Oh nein! Was nun? Es war so schön.* Baby zappelt mit Ärmchen und Beinchen. *Mist, Mist, Mist!* Plötzlich berührt ein Ärmchen durch Zufall leicht das Mobile. Es beginnt sich wieder zu bewegen, hauchzart nur, aber immerhin. Was für ein Erfolg. *Das müsste doch auch noch mal zu schaffen sein.* Also wieder: zappel, zappel, strampel, strampel... Wahnsinn! Wieder berührt.
Testphase 1 erfolgreich abgeschlossen.

Gut zu wissen

Eine zufällige Bewegung, die etwas bewirken konnte, wiederholt ein Säugling immer wieder, zunehmend zielgerichteter und kontrollierter. So scheint es gerechtfertigt, hier bereits von frühkindlichem Experimentierverhalten zu sprechen.

32 | Baby lernt, Farben zu erkennen

Wow, ein rotes Feuerwehrauto, ein grünes Krokodil, ein blauer Ball… Was muss das ein Highlight für den kleinen Spross sein, wenn er merkt, dass es mehr auf der Welt gibt, als verschwommenes Schwarz und Weiß. Und dann bewegt sich der Ball auch noch! – In so einem Moment gibt es nichts Spannenderes.

Gut zu wissen

Säuglinge können bereits im Alter von ungefähr zwei Monaten die Farben Rot, Grün und Blau von der Farbe Weiß unterscheiden. Mit Farbnuancen im Bereich der Spektralfarben Gelbgrün und Purpurviolett ist ihnen das noch nicht möglich. Ein bis zwei Monate später gelingt ihnen dann auch die Differenzierung dieser Farbbereiche. Offenbar nehmen Säuglinge bereits mit vier Monaten das gesamte Spektrum der Farben wahr.

33 | Baby lernt kontrastreich sehen

Von farbenfrohen und sehr kontrastreichen Dingen lassen sich viele Babys begeistern. Kein Wunder also, dass Papas dunkelblaues Jeansoutfit beim Familienzuwachs weniger gut ankommt, als die Kombi aus heller Hose und dunklem Hemd.

Der Sehsinn eines Babys ist bei der Geburt der am schlechtesten ausgebildete Sinn. Im Prinzip kein Wunder – in Mamas Bauch gab's ja auch noch nicht so viel zu gucken. Erst nach und nach erhöht sich seine Sehschärfe, aber je stärker ein Kontrast ist, desto eher kann ein Baby ihn bereits wahrnehmen. Schwarz und Weiß, Gelb und Lila – je heller die eine und je dunkler die andere Farbe, umso deutlicher sichtbar ist sie bereits für das Kleine.

34 | Baby lernt, seinen Kopf selbst zu halten und zu drehen

Die Nackenmuskulatur eines Neugeborenen ist sehr schwach. Deshalb muss der Kopf des Kleinen anfangs immer mit der Hand gestützt werden, sonst fällt er haltlos nach hinten. Doch bereits nach vier Wochen hat sich die Muskulatur soweit gestärkt, dass das Baby seinen Kopf selbstständig ein wenig recken und auch leicht von einer Seite auf die andere drehen kann. Das mag sich vielleicht banal anhören, bedenkt man jedoch, dass der Säugling grad mal ca. 700 Stunden auf der Welt ist und davon auch noch etwa 540 verschlafen hat – diese also nicht zum „Trainieren“ nutzen konnte – ist das doch schon eine beachtliche Leistung.
Bis ein Baby seinen Kopf schließlich dauerhaft selbst halten und seitwärts drehen kann, vergehen ungefähr weitere zwei bis drei Monate.

35 | Baby macht Muskeltraining

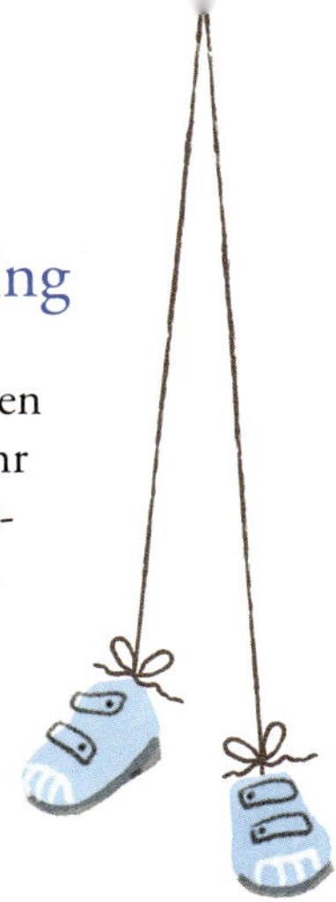

Unsere kleinen Bodybuilder (Punkt 10) werden nun schnell ehrgeiziger. Jetzt wird nicht mehr nur kräftig zugepackt, jetzt werden Liegestütze gemacht! – Naja, fast. Bis sich unsere Mini-Leistungssportler auf der flachen Hand mit gestreckten Armen in die Höhe drücken, vergeht schon noch etwas Zeit. Aber der Anfang wird jetzt gemacht. Ungefähr mit drei Monaten beginnen die Kleinen, sich auf dem Bauch liegend auf die Unterarme zu stützen. Eine ziemliche Kraftanstrengung, wenn man bedenkt, dass dieser Winzling vor wenigen Wochen noch völlig untrainiert war.
Da fragt man sich doch:
Haben Babys auch Muskelkater?

36 | Baby lernt mit dem Mund

Die *orale Phase* nennt es die Wissenschaft, *Informationen sammeln* würde es ein Baby nennen.
Indem es sich alles, was es in die Finger bekommt, sofort in den Mund steckt, erfährt das Baby sehr viel über einen Gegenstand: Ist er warm oder kalt, hart oder weich, glatt oder rau?!
Mit ungefähr fünf Monaten lernen die Kleinen ihre Umwelt am besten kennen, indem sie Dinge in den Mund nehmen, denn der Tastsinn von Lippen, Zunge und Gaumen ist deutlich besser entwickelt, als die anderen Sinne.
Probieren Sie es aus: Geben Sie Ihrem Baby einen kleinen Ball, zum Beispiel einen flauschigen Stoffball. Dann zeigen sie ihm Bilder von einem glatten, einem flauschigen und einem stacheligen Ball. Das Baby wird das Foto mit dem Ball bevorzugen, den es zuvor im Mund hatte, denn es hat sich dabei ein inneres Bild dieses Gegenstandes machen können. Erstaunlich, oder?

*Schau in die Augen eines Kindes,
dann spürst du was Vertrauen ist.*

Verfasser unbekannt

37 | Baby lernt, Dingen mit den Augen zu folgen

Babys Augen bewegen sich langsam durch den Raum. Ist das etwa der Papa, der da geht? – Was so völlig normal erscheint, muss ein Kind erst lernen. Ungefähr im vierten Monat hat sich das kindliche Sehvermögen so sehr verbessert, dass ein Baby Dinge oder Personen auch in etwas größerer Entfernung erkennen und ihnen mit den Augen folgen kann. Manchmal versucht es schon, nach ihnen zu greifen, was mit viel Glück auch gelingt. Dann verfangen sich Mamas Haare in seinen Händen, Papas Brille hat ein paar Fingerpatscher mehr und Opas Hut landet mit Schwung auf dem Fußboden.

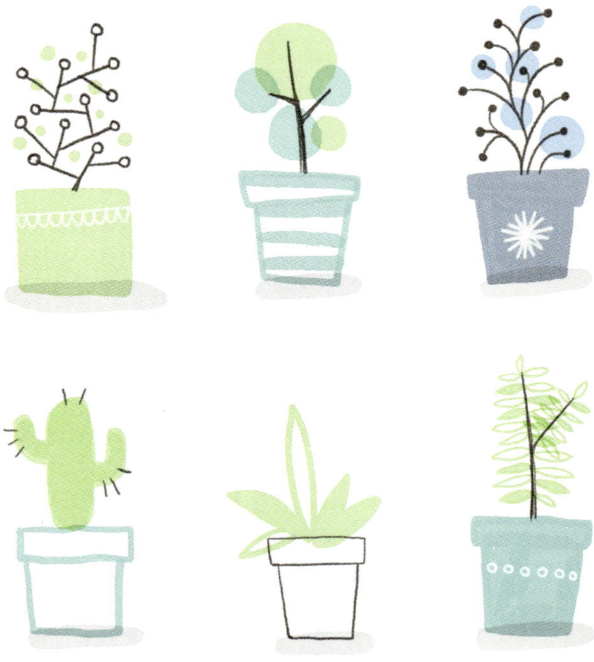

38 | Baby lernt, Kontakt zu suchen

Die kleinen Ärmchen strecken sich dem Papa entgegen, die Augen blicken durchdringend und wenn es könnte, würde unser Baby mit den Lippen ein „Biiiiiitte!“ formen: „Bitte nimm mich auf den Arm.“
Ab einem Alter von ungefähr vier Monaten reagiert ein Kind nicht mehr bloß auf andere Menschen, es versucht nun auch selbst, Kontakt zu ihnen aufzunehmen. Indem es die Arme ausbreitet und Papa entgegenstreckt, fordert es Aufmerksamkeit, sucht Nähe und/oder möchte aus der jetzigen Situation herausgeholt werden.
Ganz schön viel Kommunikation für ein Wesen, das ein Jahr zuvor noch irgendwas zwischen einem kleinen Komma und einem Gummibär auf dem Ultraschallbild war.

39 | Baby lernt das Spielen mit Gleichaltrigen

Irgendwann kommen alle Eltern an den Punkt, an dem sie ihr Baby mit anderen Kindern zusammenbringen – sei es schon von Geburt an durch Geschwister, andere Kinder in der Familie und von Freunden oder weil sie mit ihrem Spross Babygruppen wie beispielsweise eine Krabbelgruppe oder das Kinderturnen besuchen.

Insbesondere ab Mitte des ersten Lebensjahres werden für ein Baby andere Kinder interessant(er). Da gibt es also noch mehr so kleine Menschen, die merkwürdige Geräusche von sich geben und auch noch nicht auf zwei Beinen laufen können. Mit denen macht das Spielen doch gleich noch mal so viel Spaß. Und Baby kann sich Dinge abschauen, die ein anderes Kind vielleicht schon kann. *Ah, so geht das mit dem Krabbeln! Gleich mal selbst probieren.*

Forscher vermuten zudem, dass ein Baby nicht nur seine motorischen Fähigkeiten weiterentwickelt, sondern der Umgang mit Gleichaltrigen zusätzlich sein Immunsystem stärkt.

40 | Baby lernt, die eigenen Füße zu entdecken

Allmählich entdeckt ein Säugling, dass er auch Füße besitzt. Wow, nochmal zehn dieser lustigen beweglichen Dinger. Die werden erst einmal festgehalten und näher herangeholt. Das erfordert einiges an Verrenkungen, aber Baby hat seine Bauchmuskeln ja schon fleißig trainiert – also kein Problem! Die Füße finden selbstverständlich schnell den Weg in Babys Mund. Müssen ja schließlich ausgiebig untersucht werden. So lernt das Kleine seinen Körper mehr und mehr kennen. Was es mit diesen Füßen so alles anstellen kann, wird es erst in gut einem halben Jahr entdecken, doch bis dahin sind sie nette neue Spielkameraden.

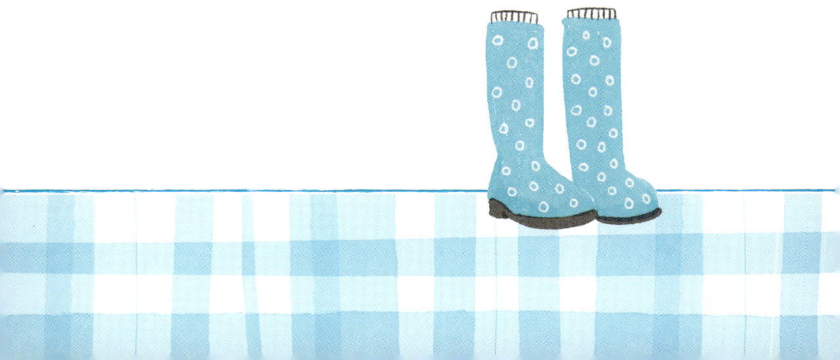

41 | Baby und der Wachstumsschub

Zu allererst sollte klar sein: Ein Wachstumsschub hat nicht unbedingt etwas mit Wachsen im Sinne von Größerwerden zu tun. Vielmehr beschert jeder Schub dem Baby neue Möglichkeiten, neue Fähigkeiten – angefangen beim ersten richtigen Lächeln, den ersten Tränen beim Weinen oder dem Entdecken der eigenen Hände und Füße.

Wachstumsschübe kommen alle paar Wochen bzw. Monate auf ein Baby zu und machen ihm, aber auch Mama und Papa das Leben schwer(er). Aus dem liebsten und fröhlichsten Baby wird plötzlich ein Mini-Monster, das immer wieder weint, schreit, quengelt, auf den Arm genommen werden will und sehr, sehr viel Zuwendung braucht. Nachvollziehbar, denn für das Baby ist jeder Schub so, als würde es in einer fremden Welt erwachen. All die neuen Fähigkeiten machen ihm Angst und es braucht ein paar Tage, sie zu akzeptieren und als etwas Positives anzunehmen.

Es ist ja auch wirklich erschreckend, wenn man plötzlich entdeckt, dass die Welt aus Farben besteht, dass die Hände für viel mehr da sind, als sie nur in den Mund zu stecken, oder dass man auf den eigenen Füßen wunderbar vorwärtskommt.

42 | Baby lernt durchschlafen (?)

Alle anderen Babys schlafen viel besser als unseres?!
Der kleine Max von nebenan schlief schon mit acht Wochen durch, und Lina aus dem zweiten Stock hat nachts eigentlich schon seit ihrer Geburt 10 Stunden am Stück geschlafen.

Aha! Ja, solche Wunder- und Traumbabys soll es geben – nur gehört das eigene in der Regel nicht dazu. Längere Zeit am Stück zu schlafen ist ein Reifeprozess, der vom Gehirn des Kindes gesteuert wird und ganz individuell einsetzt. So schlafen mit etwa sechs Monaten zwar schon 50 % aller Babys die Nacht durch, andere schaffen dies aber vielleicht erst im 2. Lebensjahr.

Da heißt es einfach: Ruhe bewahren und abwarten. Und dann ist er irgendwann da, der Morgen, an dem man aufwacht, verstört auf die Uhr schaut, die ersten Sonnenstrahlen unter der Schlafzimmertür registriert und feststellt, dass man gerade volle acht Stunden am Stück geschlafen hat. Panisch geht der Blick ins Kinderbett: Lebt es noch? Aber natürlich! Das Kleine hat nur gerade gelernt durchzuschlafen. Herzlichen Glückwunsch!

Gut zu wissen

Übrigens, wussten Sie schon, dass wissenschaftlich betrachtet ein Schlaf von Mitternacht bis 5 Uhr früh bei einem Kleinkind bereits als Durchschlafen gewertet wird? Soviel dazu!

43 | Baby lernt, sich zu drehen

Baby liegt auf dem Rücken. Die Finger umfassen die Zehen. Der Popo liegt schon leicht seitlich.
Plötzlich strecken sich die Arme steif Richtung Po, die Füße schweben angewinkelt in der Luft. Fast sieht es so aus, als wolle das Baby anstrengende Sit-ups machen.
Das linke Bein schwingt zur Seite, die linke Hand klammert sich am Bein fest. Babys Nase berührt schon die Krabbeldecke. Das linke Bein wird angewinkelt, die Hand lässt die Hose nicht mehr los und zieht und zieht…
Ha! Der Popo rutscht herum und Baby liegt auf seinem Bauch. Geschafft!
Puh! Das sah nicht nur anstrengend aus, die Rolle auf den Bauch – oder umgekehrt vom Bauch auf den Rücken – IST anstrengend für ein Baby. Doch wenn es das Hin- und Herrollen perfektioniert hat, ist dies die erste Art, sich fortzubewegen. Bauch, Rücken, Bauch, Rücken… und in Nullkommanichts ist das Kleine durch den ganzen Raum gekullert.

Gut zu wissen

Vorsicht! Spätestens jetzt (besser von Geburt an) sollten Sie Ihr Kind nicht mehr aus den Augen lassen, wenn es auf dem Wickeltisch oder Sofa liegt. Der Sturz vom Wickeltisch gehört in diesem Alter zu den häufigsten Verletzungsursachen bei Kindern.

44 | Baby lernt, sich mit den Händen abzustützen

Noch vor zwei bis drei Monaten war es ein Riesenschritt für das Baby, sich auf dem Bauch liegend auf seinen Unterarmen abzustützen. Nun will es noch höher hinaus. Baby versucht, sich auf seine Handflächen zu stützen. Das dürfte anfangs noch ganz schön wacklig aussehen und diverse „Abstürze“ sind vorprogrammiert, doch schon nach kurzer Zeit nimmt Babys Spannung in den Armen deutlich zu und es schafft, sich sicher und immer länger mit gestreckten Armen auf den Händen hochzustemmen.

Gut zu wissen

Indem das Baby lernt, dass es mit seinen Händen nicht nur greifen, sondern sich auch abstützen kann, erwirbt es eine wichtige Schutzmaßnahme für die Zeit des Laufenlernens. Nicht immer fällt das Kind dann weich auf den durch eine Windel geschützten Popo, und beim Sturz nach vorne sind Hände und Arme das einzige, das den kleinen Körper auffangen kann.

45 | Babys erstes Möhrchen

Der Blick geht zu Mamas Gabel... und bleibt dort... und bleibt! Wie hypnotisiert starrt das Baby ihr Essen an. Läuft ihm da etwa schon das Wasser im Mund zusammen?
Milch – schön und gut. Aber irgendwann kommt jedes Kind an den Punkt, an dem die Neugierde auf das Andere, auf das, was Mama, Papa und Oma sich ständig mit diesem Piker in den Mund schieben, überwiegt. Das will es doch auch mal probieren.
Damit Baby auf den Geschmack kommt, kann man sich probeweise ein wenig Möhrenbrei auf seinen Finger geben und das Kleine daran lutschen lassen. *Oh! Das schmeckt ja viel besser, als Rassel, Teddy und Co. Lecker! Mehr davon!*
Und schneller als man sich versieht, ist aus dem Milch trinkenden Säugling ein Kleinkind geworden, das mit Löffel und Gabel in der Hand seine Möhrchen, Kartoffeln oder Butterbrote vernichtet.

46 | Baby lernt Beikost kennen

Beikost ist die Breinahrung, die ein Kind bekommt, wenn es mit etwa einem halben Jahr nicht mehr ausschließlich Milch erhält. Wie aber startet Baby am besten in sein Beikost-Erlebnis? Anfangs sollte man mit wenig feinem Gemüsebrei am Mittag starten. Das Baby hat somit erst einmal weiter seinen gewohnten Milch-Morgen und falls es die erste Breinahrung wider Erwarten nicht so gut verträgt, schlägt man sich nicht die Nacht um die Ohren. Babys Verdauung macht sich definitiv eher bemerkbar.

Das Kleine wird sicher nach einer Handvoll Löffeln wieder Milch verlangen – das ist völlig normal. Die gegessene Breimenge erhöht sich mit der Zeit. Auch kann das Angebot von Woche zu Woche erweitert werden. Baby wird sich über Kartoffeln, Süßkartoffeln, Bananen, Reisflocken und vieles mehr freuen.

Bitte nicht verzagen, wenn Ihr Spross die mit viel Liebe selbst gekochte Mahlzeit verschmäht und stattdessen die Gläschen aus dem Supermarkt für das Nonplusultra hält. In der Anfangszeit der Beikost kann die Nahrung vielen Kindern nicht fein und cremig genug sein. Nur das kleinste Stückchen Gemüse, das der Mixer übersehen hat, spuckt es wieder aus. Also nicht aufgeben, in wenigen Wochen ist der von Mama und Papa zubereitete Brei genau richtig.

47 | Baby lernt entspannen

Die Babymassage – oft gehört… und sich genauso oft gefragt, ob das mit der Fürsorge nun nicht zu weit geht?!
In den ersten Lebensmonaten kann man ein Baby nicht „überversorgen“. Jedes Streicheln, jede Zuwendung tut dem Säugling gut und zeigt ihm, dass er sich geborgen fühlen darf. Gerade Kindern, die sich schlecht entspannten können, die schlecht schlafen oder viel weinen, kann die Massage sogar helfen. Zudem stärkt sie die Bindung zwischen Eltern und Kind. Eine Studie soll ergeben haben, dass Babys, die massiert wurden, angeblich weniger krank waren, als andere Babys – doch sicher versetzt der Glaube auch Berge.
Aber gehen wir doch einfach mal von uns selbst aus: Welcher Mensch entspannt sich nicht, wenn ihm mit sanften Händen der Körper massiert wird?

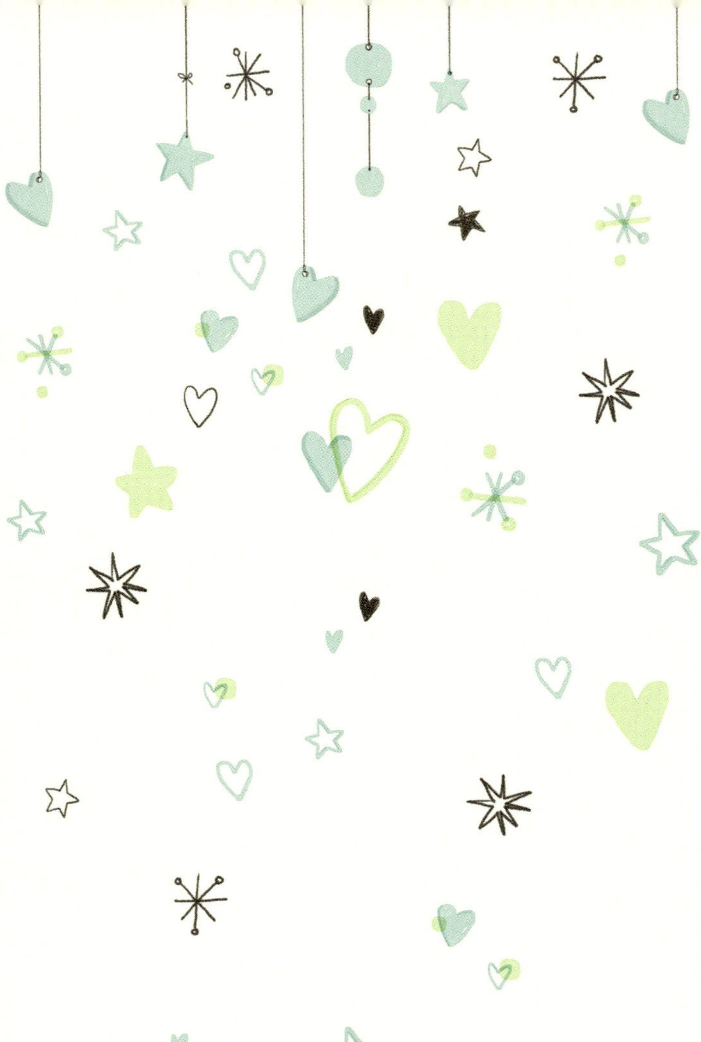

48 | Baby lernt schwimmen

Tagebuch „Auf zum Babyschwimmen!“

Schwimmkurs beginnt um 10 Uhr. Zu dumm, dass das eigentlich Babys Zeit fürs Morgennickerchen ist. Egal. Baby wird nach nur einer halben Stunde im Schlummerland sanft aber bestimmt geweckt.
Mama ist voller Vorfreude. Das wird so toll!
Baby ist müde und quengelt.
Mamas Enthusiasmus ist dennoch nicht zu schmälern.
Autofahrt zum Schwimmparadies.
Baby nickt wieder ein.
Unsanftes Wecken, als Mama umständlich den Wagen in die Parklücke rangiert.
Baby hat jetzt schon keine Lust mehr.
Ok, umziehen. Erst Mama, dann Baby. Schwimmwindel an. Auf Babys Bauch steht „HINTEN“. Mist, falsch herum. (Wer lesen kann…)
Gut, jetzt passt's.
Baby zittert. Ganz schön kühl hier.
Plötzlich ein warmes nasses Gefühl an Mamas Bauch. Das wird doch nicht… (Tja, Schwimmwindeln sind halt nur für's Grobe ausgelegt.) Egal. Im Wasser fällt das nicht mehr auf. Schnell rein.
Und das sollen 30 Grad sein?

Blondschopf rechts neben Mama und Baby hat jede Menge Spaß und plantscht mit den Armen im Wasser. Baby kriegt zwei Tropfen ab. Geschrei.

Nun sollen alle Kinder auf dem Bauch durch's Wasser schweben. In völliger Harmonie mit dem warmen Nass.

Mama ist immer noch kalt. Kein Wunder. Man bewegt sich ja auch nicht.

Mama steht bis zur Brust im Wasser und schaukelt ihr Baby.

Baby findet's… bescheiden. Und tut dies auch lautstark kund.

Und noch ein Tropfen aus Blondschopfs Richtung. Jetzt reicht es!

Tauchen soll ja so schön für die Kleinen sein. Wie im Mutterleib. Schwerelos. – Ohne Sauerstoff.

Tja, nun ist sich Mama da auch nicht mehr so sicher. Und das Kleine brüllt ja auch die ganze Zeit. Sieht es nicht irgendwie kränklich aus? Da geht man heute mal besser früher. Wie schade. Ja, da kann man nichts machen…

Gut zu wissen

Gut, unserem Tagebuch-Baby hat das Schwimmen nicht sehr viel Freude gemacht, damit sollte man auch beim eigenen Sprössling immer rechnen. Jedes Kind ist anders.

Viele Babys aber lieben diese Schwimmstunden. Es geht hier nicht ums Schwimmenlernen an sich, sondern um den Spaß und die Entspannung im angenehm warmen Wasser.

49 | Baby lernt tauchen

Der Papa schüttet dem Säugling einen Becher Wasser über den Kopf, um es gleich darauf unter die Wasseroberfläche zu ziehen. Dort taucht es dann ein paar Sekunden, bis Papa es wieder aus dem Wasser hebt. Kein Gepruste, kein verzweifeltes Nach-Luft-Schnappen – wie kann das sein?

Babys besitzen in ihren ersten Lebensmonaten einen Atemschutzreflex, auch Tauchreflex genannt. Dieser bewirkt, dass sich der Kehlkopfdeckel automatisch schließt, sobald Babys Gesicht unter Wasser gerät. Ein Schutzmechanismus, der verhindert, dass Wasser in die Atemwege gelangt.

Dieser Reflex wird auch bei der sogenannten Wassergeburt genutzt, bei der das Neugeborene erst langsam durchs Wasser gleitet, ohne einen Atemzug zu machen, bevor es von der Hebamme auf Mamas Brust gelegt wird.

Gut zu wissen

Die Ausprägung des Tauchreflexes reduziert sich bereits wenige Wochen nach der Geburt. Man sollte also nicht davon ausgehen, dass jedes Baby, insbesondere wenn es schon ein paar Monate alt ist, den Tauchgang so problemlos mitmacht, wie oben beschrieben.

50 | Baby lernt turnen

Neben dem Babyschwimmen ist das Babyturnen eine beliebte Abwechslung im Eltern-Kind-Alltag. Einmal in der Woche treffen sich Mütter und Väter mit ihren bis zu dreijährigen Kindern zum Spielen, Bewegen und auch Singen. Die Kleinen erwartet ein Abenteuerspielplatz, auf dem sie rennen, krabbeln, tanzen und lachen können. Alle Sinne eines Kindes werden hier beansprucht und die motorischen Fähigkeiten gefördert. Zudem können erste soziale Kontakte zu Gleichaltrigen geknüpft werden.

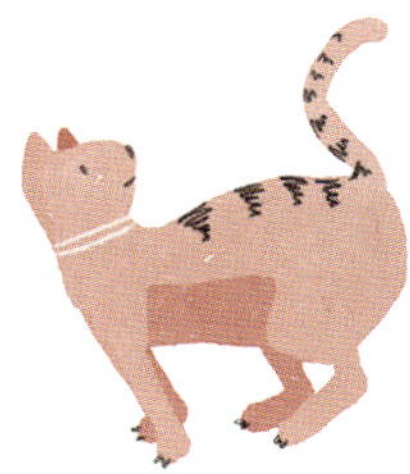

Keine Panik, wenn das eigene Kind etwas noch nicht kann!

Es ist zwar nachvollziehbar, dass Eltern ihr Kind an einem Entwicklungskalender zu messen versuchen, doch Babys Entwicklungsschritte folgen keinem strikten Zeitplan. Jedes Kind ist von Geburt an ein Individuum – mit seiner eigenen inneren Uhr.

Vielleicht kann sich Ihr Baby schon vom Bauch auf den Rücken und wieder zurück drehen. Glückwunsch! Doch auch wenn es dies noch nicht kann, machen Sie sich nicht verrückt. Jedes Kind lernt irgendwann, sich zu drehen, zu sitzen oder zu laufen. Nur kann es das eine früher als das andere. Das ist ganz natürlich. Manche Kinder laufen mit 10 Monaten bereits, andere sprechen dafür schon mehr und deutlicher. Man kann Babys, man kann Menschen nicht vergleichen. Jeder macht seine persönlichen Fortschritte.

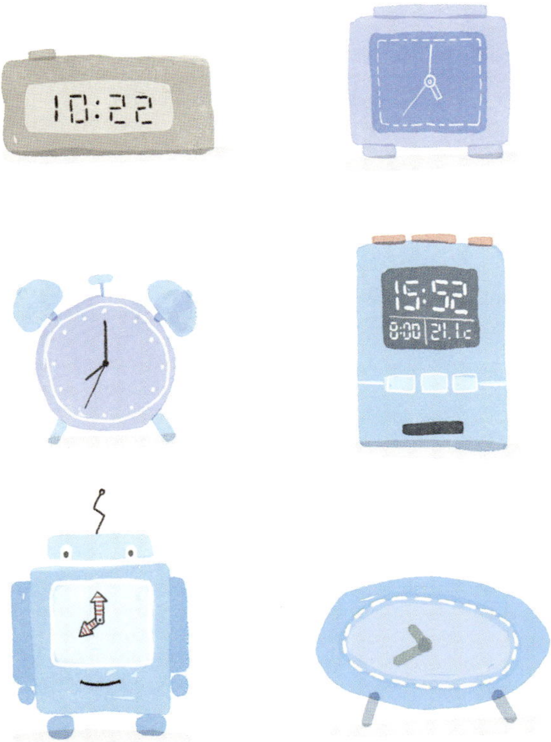
10:22
15:52
8:00

51 | Baby lernt rudern

Rudern? Na gut, es soll auch schon Kinder gegeben haben, die sich so sehr auf dem Rücken eines Pferdes zu Hause fühlten, dass sie reiten konnten, bevor sie das Laufen lernten...
Aber so ist das hier natürlich nicht gemeint. Vielmehr gleicht ein Baby mehr einem Fisch auf dem Trockenen als einem Mann im Ruderboot, wenn es bäuchlings seine Arme und Beine hebt und heftig hin und her rudert..., vielleicht sogar einem fliegenden Fisch, da es fast so aussieht, als wolle das Kleine gleich abheben.
Dabei trainiert es so äußerst effizient seine Rückenmuskulatur, ohne die später beispielsweise das Sitzen gar nicht möglich wäre.

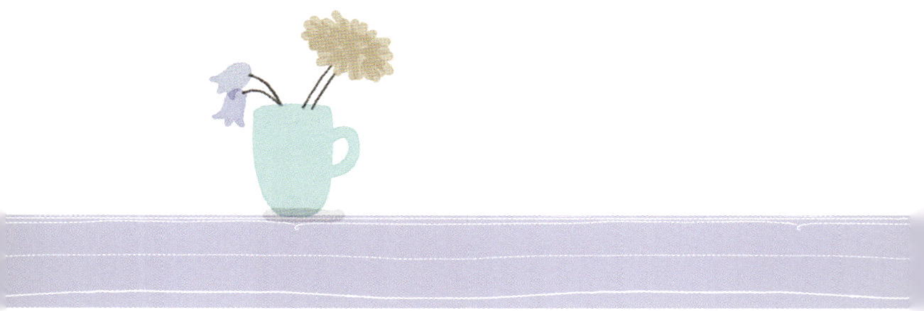

52 | Baby lernt brabbeln

„Da!“
„Da-da!“
„Ba-ba-ba!“
Na, alles verstanden? Ja ja, die ersten Kommunikationsversuche mit unseren Kleinen sind nicht so einfach. Wie oft sind Eltern schon an der Frage verzweifelt: Was will es bloß?
Darauf kommt es aber noch gar nicht an. Denn ein Baby möchte bei seinen ersten Brabbelexperimenten eigentlich nur ermutigt werden. Mama soll antworten, soll reagieren. Das ist alles. So wird das Kleine darin bestätigt, dass es auf dem richtigen Weg ist, dass die Mama quasi schon alles versteht, was den kleinen Mund verlässt.
Also: Beim nächsten „Da“ einfach mal antworten: „Dada?“ Der Talkmaster von morgen wird begeistert sein!

Gut zu wissen

Plapperdialoge haben eine herausragende Bedeutung für die Sprachentwicklung. Durch sie kann ein Baby spielerisch mit den Lauten experimentieren und sie gegen Ende des ersten Lebensjahres zu ersten Worten formen.
Übrigens plappern auch gehörlose Babys. Da sie jedoch keine hörbare Rückmeldung auf ihre Laute erhalten, stellen sie es um den fünften bis sechsten Monat ein.

53 | Baby lernt Zeichensprache

Wer es nicht abwarten kann, mit seinem Kind zu kommunizieren, kann es mit Zeichensprache, einer Art vorsprachlicher Kommunikation versuchen. Die ist den Gesten der Gebärdensprache nicht unähnlich: Baby steckt sich den Finger in den Mund – Hunger, Hand auf den Kopf – Mütze, Faust ans Ohr – Telefon. Die Zeichen geben Mama und Papa zusammen mit dem gesprochenen Wort. So soll es für das Kleine nach einer gewissen Zeit einfacher sein, sich mitzuteilen, da viele Worte noch zu schwer auszusprechen sind.

Vor allem in den USA, wo die Babyzeichensprache schon seit über zwei Jahrzehnten untersucht wird, haben Forschungsergebnisse gezeigt, dass man damit durchaus die kindliche Entwicklung fördern kann.

Junior verpasst aber auch nichts, wenn die Eltern auf Zeichen verzichten und einfach abwarten, bis Worte wie *Bett, Essen, Schnulli, Auto* oder *Puppe* von ganz allein Babys Mund verlassen.

54 | Baby lernt dreidimensionales Sehen

Etwa um den sechsten Monat entwickelt sich bei Kindern das dreidimensionale Sehen und damit die Fähigkeit des räumlichen Wahrnehmens. Baby kann nun Entfernungen abschätzen und gewinnt einen Eindruck vom Begriff „Tiefe“. Einfach toll, plötzlich nicht mehr alles nur in klein und groß einordnen zu können, sondern auch in nah und fern. Der Teddy ist nicht auf einmal klein geworden, er sitzt einfach nur sehr weit weg von Babys Platz.

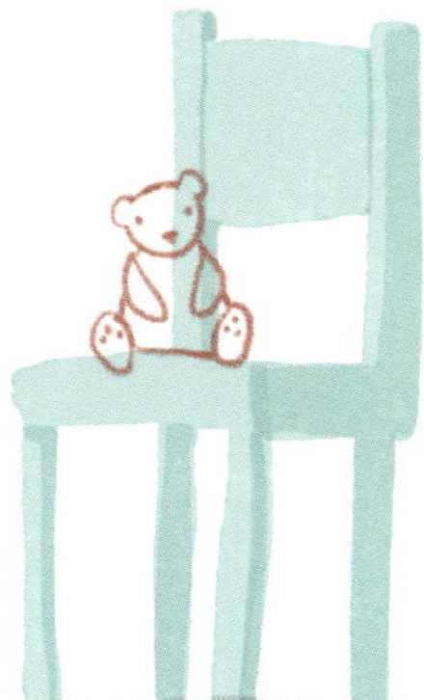

55 | Baby lernt, dass Dinge unabhängig von ihm existieren

Ein Kind nimmt im Laufe seiner Entwicklung Objekte und deren Existenz unterschiedlich wahr. Zeigt ein Säugling von einem Monat noch keinerlei Suchverhalten, wenn ein Gegenstand aus seinem Blickfeld verschwindet, so sucht ein Kind umso stärker nach dem verschwundenen Objekt, je älter es wird. Für den Säugling existieren Teddy oder Ball einfach nicht mehr; das mehrere Monate alte Baby lernt, dass der Ball auch weiterexistieren kann, wenn er aus dem Zimmer rollt.
Diese sogenannte Objektpermanenz können Mama und Papa spielerisch fördern: Der Teddy verschwindet unter der Kuscheldecke – und schwupp!, Decke weg, Teddy wieder da. War er etwa die ganze Zeit darunter? Beim nächsten Mal wird das Baby vielleicht schon selbst die Decke beiseiteziehen wollen, um das Stofftier wieder sichtbar zu machen.

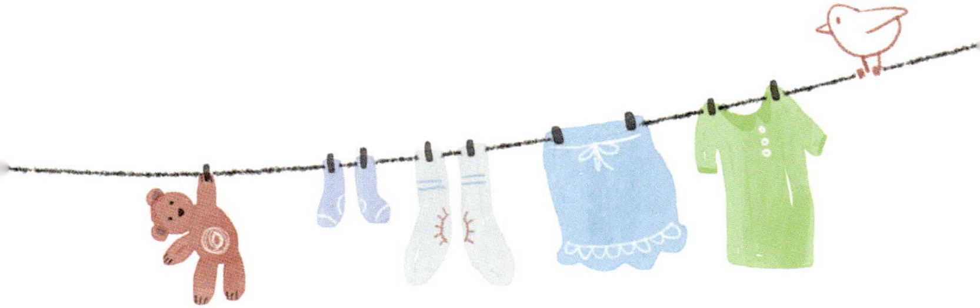

Gut zu wissen

Es überrascht kaum, dass Personpermanenz, also das Wissen darum, dass eine Person auch existiert, wenn man sie nicht sieht, früher erreicht wird als Objektpermanenz. Schließlich wird den vertrauten Eltern oder anderen Bezugspersonen am intensivsten nachgeschaut, wenn sie den Raum verlassen. Sie werden am meisten vermisst und so wird ihnen auch schneller eine eigene Existenz vom Baby zugesprochen. Schön, oder?

56 | Baby zahnt

Ja, das soll es schon gegeben haben: Baby wird geboren, öffnet den Mund und 1-2 weiße Zähnchen strahlen der frisch gebackenen Mama entgegen. Im Normalfall zahnt ein Baby jedoch zum ersten Mal mit ca. sieben Monaten und fast immer leuchtet zuerst ein unterer mittlerer Schneidezahn. Doch bis es soweit ist, werden Dutzende Halstücher und Oberteile mit Spucke durchweicht, Beißringe auf ihre Belastbarkeit getestet und vielleicht einige Tränchen vergossen.
Wenn die kleinen Beißer dann endlich da sind, ist jedes Wehwehchen schnell vergessen. Und jeder neue Zahn bringt auch seine Vorteile mit sich: Junior kann beim Essen immer besser zu- und abbeißen, kauen und zerkleinern. So wird aus dem „Er kann nicht fein genug sein"-Brei schnell das erste Brötchen oder ein Stück Apfel.

Gut zu wissen

Vom ersten bis letzten Milchzahn können bis zu 2,5 Jahre vergehen. Zum Ende hin wird es noch einmal richtig anstrengend, da die hinteren Backenzähne deutlich größer sind als ein Schneidezahn und das Kind den Durchbruch stärker wahrnimmt.
Die meisten Kinder feiern ihren zweiten Geburtstag bereits mit einem vollständigen Milchzahngebiss, das 20 Zähne umfasst.

57 | Baby lernt sitzen

Ein Meilenstein in Babys Entwicklung: das Sitzen. Dafür hat es bereits viel geleistet: Es hat seine Rücken- und Nackenmuskulatur gestärkt und dadurch gelernt, seinen Kopf zu halten. Nachdem es herausgefunden hat, dass es sich aufstützen und dadurch den Bauch vom Boden heben kann, ist es nur noch einer kurzer Weg zum selbstständigen Sitzen. Mit acht Monaten haben es etwa 90% bereits in die Buddha-Position geschafft (naja, die über Kreuz gelegten Beine schafft das Baby dann doch noch nicht, das Gleichgewicht lässt sich mit ausgestreckten Beinen einfach besser halten).

Die Aussicht ist auf dieser neu gewonnenen Höhe natürlich phänomenal. Das Spielzeug kann viel besser anvisiert und geschnappt werden.

Gut zu wissen

Nun ist auch der Weg zum Krabbeln nicht mehr weit. Hat das Kind erst einmal entdeckt, dass es sich nur nach vorne auf die Hände fallen lassen muss, um auf allen Vieren zu landen, wird es bald schon loskrabbeln können.

58 | Baby lernt fremdeln

Sicher ist das Fremdeln nicht etwas, das die Eltern bei ihrem kleinen Spross sehnsüchtig erwarten, aber es gehört bei fast jedem Kind zur Entwicklung dazu. Fremdeln wird auch Achtmonatsangst genannt, da in diesem Monat typischerweise die Angst vor unbekannten Menschen auftritt. Dabei muss eine Person dem Kind nicht einmal völlig unbekannt sein:
Geburtstagsfeier. Endlich sieht der Onkel sein Patenkind wieder. Lange sechs Wochen nicht gesehen. Ach, war das schön, als das Kleine beim letzten Treffen so oft „Hoppe, hoppe, Reiter" spielen wollte und dem Onkel zum Abschied sogar ein „Winkewinke" schenkte. Voller Erwartung wird die Tür geöffnet.
Ein verstörter Blick, hilfesuchende Ärmchen, die sich an die Mama klammern, die Lippen beben und da ist es auch schon: angsterfülltes Geschrei.
Wieso? Was wurde falsch gemacht? – Gar nichts. Das Baby hat sich im Laufe der letzten Monate ein positives Bild von seinen engsten Bezugspersonen gemacht, ein sogenanntes Vorstellungsschema. Jetzt erkennt es, dass andere Menschen von diesem Schema enorm abweichen. Das macht Angst. Man könnte auch sagen, dass aus blindem Vertrauen ein gesundes Misstrauen geworden ist. Aber keine Sorge, das Fremdeln verschwindet fast so schnell, wie es gekommen ist und auch dem Patenonkel wird wieder ein Lächeln geschenkt.

59 | Baby lernt einhändig greifen

Bisher mussten immer beide Hände hervorschnellen, wenn Baby etwas in die Finger kriegen wollte. Nur so konnte es den begehrten Gegenstand festhalten – und zwar hauptsächlich mit dem ganzen Handballen, nicht mit einzelnen Fingern. Mit etwa einem halben Jahr wird das Baby geschickter und testet, ob es nicht auch allein mit einer Hand ein Spielzeug aufnehmen kann. Und es gelingt! Anfangs zwar ebenfalls nur mit der ganzen Handfläche, aber immerhin.

Ob man das Spielzeug wohl auch von einer Hand in die andere legen kann? Tatsächlich! Es passiert allerdings noch häufig, dass das Kind den Gegenstand, den es in der Hand hält, verliert, während es die leere Hand öffnet, um danach zu greifen. Die Funktionalität beider Hände ist noch nicht vollständig voneinander getrennt und so tut die eine Hand das, was die andere tut – sich öffnen. (Klavierspielen wäre für ein Baby also noch nicht möglich, da sich hierbei die Hände bzw. die Finger getrennt voneinander bewegen müssen. Sogar Mozart lernte das Spielen „erst“ mit vier Jahren.)

Die rundum fast perfekte Familie

60 | Baby lernt, Geräusche zu erzeugen

Wow, ein Ton! Und so schön laut! Schnell nochmal... und nochmal... und nochmal...

Es muss einem Baby sehr viel Freude bereiten, ein Spielzeug immer und immer wieder auf den Boden, den Tisch oder gegen die Wand zu schlagen, um ihm ein Geräusch zu entlocken. Im Prinzip lernt es auf diese Weise die physikalischen Gesetzmäßigkeiten der Welt kennen.

Nicht umsonst ist die Rassel ein beliebtes Geburtsgeschenk. Sobald das Baby gelernt hat zu greifen, ist es in der Lage, die Rassel festzuhalten, zu schwingen und Töne zu erzeugen. Auch für Mama und Papa eine praktische Sache, da das Baby durch sein eigenes Tun so beschäftigt ist, dass es genug Unterhaltung hat, wenn die Eltern ihrem Spross einmal etwas weniger Aufmerksamkeit schenken können.

61 | Baby lernt, Sprache weiterzuentwickeln

So spannend wie Baby fremde Geräusche findet, so spannend findet es natürlich auch die Töne, die seinen eigenen Mund verlassen. Es plappert nun unentwegt und entwickelt so seine Sprache weiter. Mehr und mehr Konsonanten finden Einzug in Babys Sprachgebrauch und auch immer mehr Silben werden aneinandergehängt. Wenn also wiedermal ein gah-gah-gah oder boo-boo-boo-boo-boo durchs Haus hallt, freuen Sie sich – und plappern Sie mit! Baby lernt und lernt und es ist nicht mehr weit bis zum ersten richtigen Wort des Kleinen.

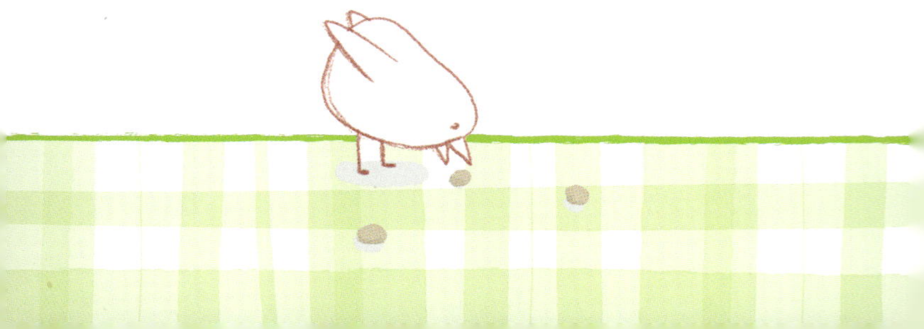

62 | Baby lernt, sich zu ärgern

Das Baby runzelt die Stirn, schlägt mit beiden Fäusten auf den Tisch und ruft laut: „So ein Mist!" – Nein, so reagiert ein drei bis fünf Monate altes Kind natürlich noch nicht, aber auch Babys können sich ärgern.

Verflixt, jetzt ist der Ball schon wieder den kleinen Fingerchen entwischt! Mist, warum klappt das mit dem Rollen auf den Bauch einfach nicht? Arrrr, wo ist der Schnulli?

So klein und niedlich sie auch aussehen, schon diese Wonneproppen haben es faustdick hinter den Ohren. Richtig wütend kann ein Baby werden, auch wenn man es ihm nicht zutraut. Schon mal ein zehn Monate altes Kind gesehen, das seinen Kopf kreischend Richtung Boden schlägt, nur weil es grade nicht auf den Arm genommen wurde?

63 Baby lernt, sich zu freuen

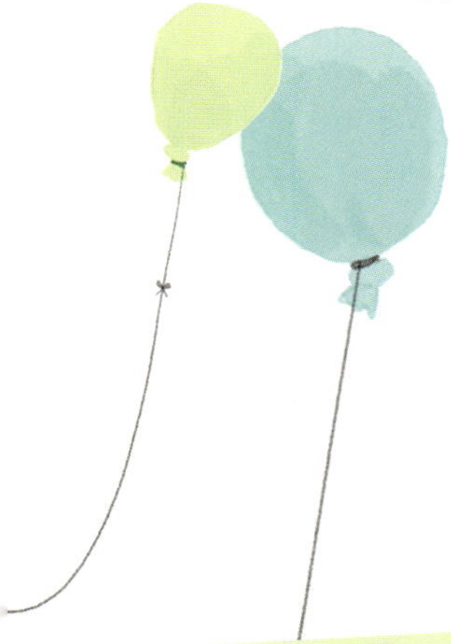

Neben aller Wut und Enttäuschung über etwas, das nicht klappen will, ist die Freude eines Kindes, dass es endlich gelingt, umso größer. Schon Babys im Alter von drei Monaten können Freude ausdrücken. Ein Strahlen, pures Glück, die Nase gekräuselt, der Mund zu einem hinreißenden Lächeln geöffnet – egal, was es ist, man freut sich einfach mit.

Gut zu wissen

Ab dem dritten Monat hat sich das Gehirn des Kindes soweit entwickelt, dass seine gezeigten Emotionen nicht mehr zufällig und reflexartig auftreten, sondern allmählich passend und angemessen verwendet werden.

64 | Baby lernt, sich zu fürchten

Beim Fremdeln fing es an: Das Baby zeigte zum ersten Mal auffällig Angst. Diese Emotion war den Eltern bei ihrem Kind bisher relativ unbekannt, und entsprechend hilflos stehen sie ihr gegenüber. Angst ist jedoch keine Emotion, die es in jedem Fall zu vermeiden gilt. Sie kann auch nützlich sein, vorsichtig machen, Respekt einflößen.
Zudem zeigt Babys Ängstlichkeit die zunehmende sozial-emotionale Bindung an seine Eltern.
Wenn sich das Baby also zitternd an Papas Hals schmiegt, weil der große, laute Traktor eines Bauern die Straße kreuzt, heißt es Stärke zeigen, Ruhe ausstrahlen!
Alles ist gut. Schau mal, Papa hat auch keine Angst vor dem Trecker!
So merkt das Kleine, dass von dem großen Ungetüm hier keine Gefahr ausgeht. Ein Jahr später wird es dies vielleicht sogar vorwurfsvoll anschauen, den Finger in die Höhe reißen und sagen: „Teka. Laut!"

65 | Baby lernt robben

Der Fortbewegungsdrang eines Babys wird nun größer und größer. Bisher gelang es ihm am besten, durch Rollen oder sich um die eigene Mitte drehen, von A nach B zu kommen oder einen bestimmten Gegenstand zu ergreifen. Nun ist Baby langsam in dem Alter, dass eine andere Fortbewegungsart all dies ablöst: das Robben. Es ermöglicht dem Kleinen viel schneller und zielgerichteter durch Mamas und Papas Wohnung zu kommen.

Beim Robben stützt sich das Baby auf seine Unterarme und zieht seinen Körper nach. Die Beine benutzt es dabei kaum. Obwohl das Ganze wirklich aussieht, wie eine Robbe, die sich an Land bewegt, kommt das etwa neun Monate alte Kind so erstaunlich schnell vorwärts. Spätestens jetzt ist es an der Zeit, die Wohnung babysicher zu machen – Stichworte: Treppen, Steckdosen, Chemikalien, Pflanzen u.v.m.

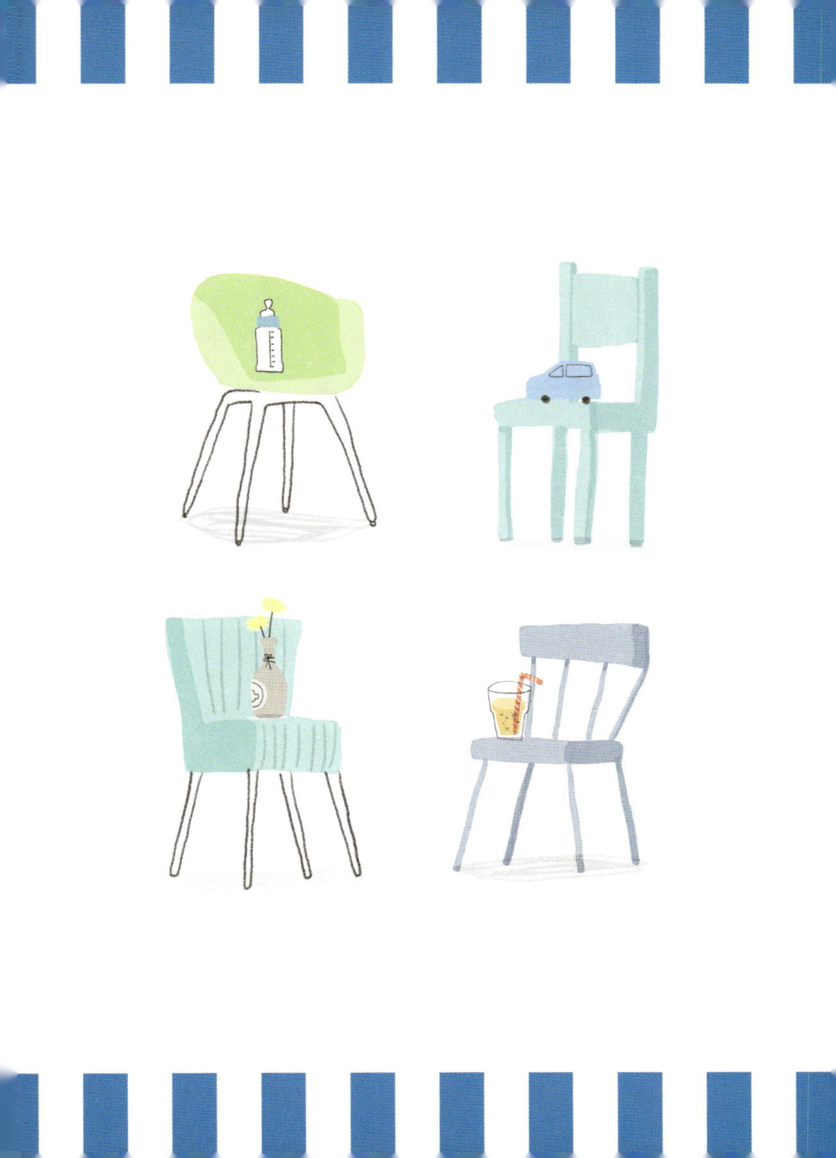

66 | Baby lernt den Scherengriff

Bislang hatten Babys Finger keine speziellen Aufgaben. Die komplette Hand griff nach einem Spielzeug, die Finger schlossen sich gemeinsam darum – erwischt! Mit etwa acht Monaten ändert sich das, wenn das Baby den sogenannten Scherengriff erlernt. Mit ausgestrecktem Daumen und Zeigefinger werden die Gegenstände nun aufgenommen. Die Spitze der Finger spielt jedoch auch jetzt noch keine Rolle, nur die Längsseite wird zum Greifen verwendet. Erst in etwa einem Monat wird das Baby merken, dass es noch deutlich praktischer ist und das Zugreifen viel zielgerichteter funktioniert, wenn es die Finger wie eine Pinzette verwendet.

67 | Baby lernt, Zusammenhänge herzustellen

Ein Baby lernt mit etwa einem halben Jahr Zusammenhänge festzustellen. Papa deckt den Tisch – es wird wohl bald etwas zu Essen geben, Mama holt den Schlafsack – Zeit fürs Bett. Mit dem Schlüssel kann man das Auto aufschließen, durch Drücken eines Knopfes geht die Musik am Spielzeugtelefon an.

Hat das Kind dies einmal verstanden, probiert es bald, selbst Zusammenhänge herzustellen. Doch wenn Baby mit seinem Telefon hantiert, schallt die Musik sicher länger durchs Haus. Der spaßige Knopfdruck wird nämlich gerne hunderte Male wiederholt, um die eigenen Fertigkeiten zu perfektionieren.

68 | Baby lernt krabbeln

Sicher ist es eins der Dinge, welches die Familie bei ihrem Sprössling sehnlich erwartet: das Krabbeln. Das Baby liegt nun nicht mehr länger flach auf dem Boden, sondern erhebt sich, kommt auf Hände und Knie. Auf seinen beiden Füßen zu stehen und die Welt aus eigener Kraft aus einer völlig neuen Perspektive zu sehen, ist in greifbare Nähe gerückt.
Doch das Krabbeln ist für ein Baby eine große Herausforderung. Das will ja erst mal koordiniert werden, dieses ganze Hände-Beine-Wirrwarr. Welche Hand nun mit welchem Bein? Links, rechts? Links, links? Das soll man erst mal verstehen! Viele Babys haben es endlich auf die Knie geschafft... um dann bewegungsunfähig auf der Stelle zu stehen. Ratlos. Wie geht das nun?... Zuerst mal ein bisschen auf der Stelle schaukeln.
Wegen des rhythmischen Wechsels von Armen und Beinen ist das Krabbeln für die Kleinen im ersten Moment sehr anspruchsvoll, das wiederum macht sie langsam. Um trotzdem flink den Raum zu wechseln und das Spielzeug zu erreichen, verfallen viele Kinder anfangs immer wieder ins Robben... bis sie den Dreh „linker Arm, rechtes Bein und umgekehrt" raus haben. Dann will kein Kind mehr mit dem Bauch auf den Boden zurück!

Gut zu wissen

Natürlich gibt es auch die „Nicht-Krabbler", Kinder, die lange Zeit robben, um dann plötzlich aufzustehen und laufen zu wollen. Sie haben das Krabbeln einfach übersprungen. Dies ist keine Entwicklungsstörung, sondern nur einer von vielen Wegen zum immer gleichen Ziel: das Gehen auf zwei Beinen.

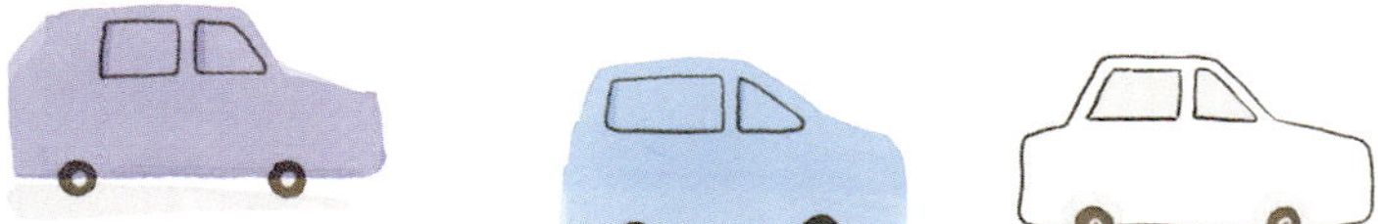

69 | Baby lernt verstecken

Verstecken ist vom 8./9. Monat an bei vielen Babys eines der liebsten Spiele. Papa verschwindet hinter dem Sofa – Sekunden später macht es sich auf die Suche. Mama versteckt sich hinter einem Tuch – *kuckuck!*, da ist sie wieder. Auch Stofftiere, Bauklötze und vieles mehr lassen sich wunderbar in Behältern oder unter Decken verstecken... und das viele Dutzende Male, denn Ausdauer hat ein Baby beim Spielen definitiv.

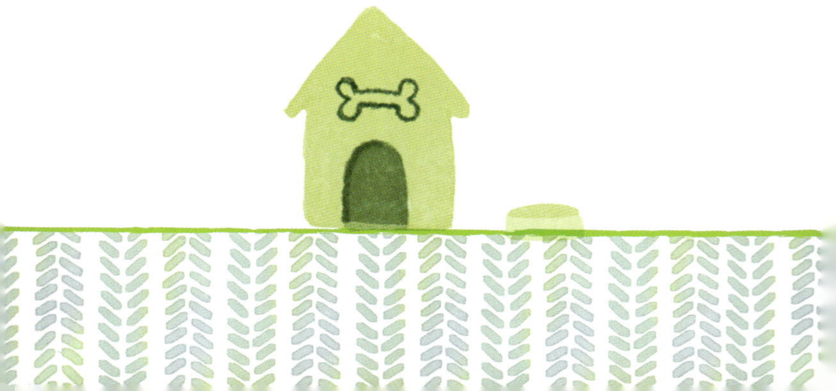

70 | Baby lernt so tun, als ob

Regelmäßigkeit? Rituale? Schön und gut. Aber die gewohnten Spielregeln auch mal über den Haufen werfen, das braucht ein Baby genauso. Dann ist Mamas Arm beim Füttern plötzlich ein Flugzeug. Das Lieblingskuscheltier macht ein Bäuerchen. Und ist Papa beim Gute-Nacht-Kuscheln etwa grad selbst eingeschlafen?

Das „So tun, als ob"-Spiel hat eine große Bedeutung im Leben eines Kindes. Es ist jetzt und auch später eine Keimzelle von Kreativität, Originalität, Einfallsreichtum und Fantasie.

71 | Baby lernt den Pinzetten- und Zangengriff

Mit acht bis zehn Monaten ist ein Baby feinmotorisch soweit, dass es den Scherengriff verbessert und sich dabei mehr auf die Spitzen von Daumen und Zeigefinger konzentriert. Es nutzt sie gestreckt, wie eine Pinzette, um einen kleinen Gegenstand zu ergattern. Nur die Fingerspitzen berühren ihn.

Ob der eigene Spross den Pinzettengriff schon beherrscht, kann man schön testen, indem man ihm ein paar Cornflakes o. ä. auf den Tisch legt und zusieht, wie er diese versucht aufzunehmen.

Perfektioniert wird das Greifen einige Wochen später durch den Zangengriff. Dabei sind Daumen und Zeigefinger nicht länger gestreckt sondern gekrümmt – wie bei einem Erwachsenen.

Gut zu wissen

Kleiner Test: Reichen Sie dem Kind einen Apfel oder ein Spielzeug mittig Richtung Bauchnabel. Es wird mit zunehmendem Alter bevorzugt mit einer bestimmten Hand danach greifen.

72 | Wird Baby Rechts- oder Linkshänder?

Ob ein Kind Rechts- oder Linkshänder wird, ist vom heutigen Wissenschaftsstand aus betrachtet zum Teil auch erblich bedingt. Allerdings lässt sich vor Babys erstem Geburtstag nicht mit Gewissheit feststellen, ob es mal die linke oder die rechte Hand vorziehen wird. Anfangs gebraucht ein Baby nämlich beide Hände gleich intensiv. Bis zum Kindergartenalter zeigt sich dann mehr und mehr, welche Hand die favorisierte, also die Arbeitshand des Kindes ist.

73 | Baby lernt lesen

Gut, zugegeben, lesen ist hier vielleicht übertrieben, aber beobachtet man ein Baby, das gerade völlig vertieft in sein erstes Bilderbuch ist, scheint es fast, als würde es wirklich lesen. Bücher mit wenigen, dafür sehr dicken Pappseiten sind bestens geeignet, das Kleine zu begeistern. Sieht es in dem Buch zum Beispiel Dinge, die es auch im wahren Leben interessieren – ein Schaf, weil das Lieblingsstofftier fast genauso aussieht, oder eine Banane, weil es vor wenigen Wochen erst seine Vorliebe für diese süße Frucht entdeckt hat –, ist es ganz aufgeregt… und wird immer wissbegieriger, will die Worte lernen, die diese Dinge benennen. Mama und Papa sollten also auch beim 100. Baby-Fingerzeig auf Schaf, Auto und Puppe nicht verzweifeln, sondern das Wort aussprechen. Babys Sprachentwicklung wird dadurch nachweislich gefördert.

74 | Baby lernt Schwerkraft testen

Schepper, schepper, klirr, pling, tock... Geräusche, die Mama und Papa sicher Dutzende Male am Tag hören, wenn Baby wieder das Fläschchen, den Löffel oder Bauklötze zu Boden fallen lässt. Beliebtester Platz dafür ist der Hochstuhl – je höher Babys Position, desto lauter das Gepolter.

Warum bloß? Will ein zehn Monate altes Baby seine Eltern tatsächlich schon ärgern? Testet es bereits, wie weit es gehen kann? Nein, es übt einerseits noch immer das Greifen und Loslassen, anderseits will es mehr über einen Gegenstand, aber auch sein eigenes Umfeld erfahren: Wo fällt etwas hin? Wie hört sich das an? Wie schnell ist es am Boden?

Nerven bewahren heißt es da – und sich dann doch noch ein letztes, *aller*letztes Mal nach dem Löffel bücken.

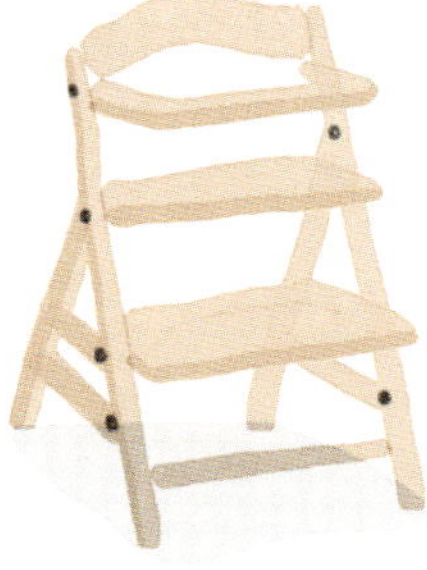

Gut zu wissen

Wann artet das „Auf-den-Arm-Genommen-Werden" in Verwöhnen aus? Gar nicht. Es gibt kein Verwöhnen in den ersten zwölf Monaten. Die Neugier und Erkundigungslust des Kindes sollte man wenn möglich stillen. Gehen die Eltern auf die Bedürfnisse ihres Babys ein, geben sie ihm das, was es braucht.

75 Baby lernt forschen und entdecken

Unser kleiner Entdecker wirft in den nächsten Wochen und Monaten nicht nur alles zu Boden, er erforscht auf viele Arten seine Welt. Und je mobiler er wird, desto umfangreicher seine Untersuchungen. Da wird unter dem Küchentisch geforscht – interessant so Stuhlbeine. Wie die wohl schmecken? – oder Bauklötze-Weitwurf geübt. Die Gardine in die Finger zu bekommen, ist ein Heidenspaß, und warum wird der Popo auf den Fliesen eigentlich so schnell kalt?

Das Baby wird immer wissbegieriger. Geduldig und gründlich wie ein Wissenschaftler versucht es, die Welt zu erforschen.

Dann heißt es auch oft wieder: auf den Arm und noch mal auf den Arm, denn dort oben ist die Aussicht einfach besser... und der Bewegungsradius eindeutig größer. Vom Bücherregal zum Kühlschrank, vom Balkon in den Waschkeller... was es da alles zu sehen gibt!

76 | Baby lernt imitieren

Babys imitieren ihre Bezugspersonen, ahmen sie nach. Nicht immer sind das Dinge, die sie wirklich lernen sollen. Ein Baby unterscheidet nämlich nicht zwischen richtig und falsch. Wenn Mama und Papa es tun, tut Baby es auch. So einfach ist das.

Also bitte nicht wundern, wenn der kleine Sonnenschein irgendwann vor seinen Spielsachen sitzt und anfängt, diese mit einer zum Putzlappen umfunktionierten Puppenhose zu bearbeiten. Da wird wohl jemand aus der Familie auch häufiger ein Putztuch in der Hand halten. Und wenn der Plastikteller in Babys Händen verdächtig nach einem sich drehenden Lenkrad aussieht, scheint das Kleine seine Eltern gerne beim Autofahren zu beobachten.

77 | Baby lernt tanzen

Die Musik läuft – und Baby fängt in seinem Stühlchen fröhlich an zu wippen und zu klatschen. Obwohl noch kein Jahr, bewegen sich Kinder ganz spontan zum Takt der Musik. Synchron ist das natürlich noch nicht, aber die Melodie animiert sie zur Bewegung. Was erst einmal relativ belanglos erscheint, ist durchaus einzigartig; nur der Mensch kann eine Bewegung mit einem von außen kommenden Sinnesreiz automatisch koordinieren.

Babys bevorzugen übrigens einen starken Rhythmus. So wird eine Ballade das Kleine womöglich nicht hinterm Ofen hervorlocken, ein Heavy Metal-Song kann es hingegen zum Klatschen, Tanzen und Lachen bringen.

Im Kinde tanzt die Freude.

JEAN PAUL

78 | Baby lernt aufstehen

Einer der wichtigsten Entwicklungsschritte eines Kindes im ersten Jahr ist das Laufen lernen. Doch der Weg dorthin ist lang, sind doch die Beinchen des Kleinen am Anfang noch wie Wackelpudding, der unkontrolliert hin und her schwankt. Um seine Beinmuskulatur zu stärken, hat es mit etwa fünf Monaten Spaß daran zu hüpfen oder auf Papas Oberschenkel zu balancieren – natürlich noch von starken Armen gestützt. Die nächste große Herausforderung heißt: allein aufstehen bzw. sich an Gegenständen festhalten und hochziehen. Dazu braucht es nicht nur Kraft in den Beinen, nein, auch die Arme sind gefragt. Langsam wird gezogen und geschoben, gedrückt und gestemmt und... endlich!... Baby steht.

79 | Baby lernt stehen

Das Baby hat es auf die Beine geschafft. Prima! Mit vereinten Kräften steht es, umklammert den Stuhl, an dem es sich hochgezogen hat und blickt staunend in die Welt. *Sooo groß bin ich schon!* Die Beinchen sind noch ganz schön wacklig, gar nicht so leicht, die Balance zu halten. Aus diesem Grund wird es Mama und Papa anfangs auch nicht so gut gelingen, einen Schnappschuss zu knipsen. Zu schnell landet Baby wieder auf dem Allerwertesten. – Stehen heißt eben nicht stehen *bleiben.* – Aber es ist unermüdlich und bald schon wird es ohne Probleme viele Minuten aufrecht stehen können.
Erst jetzt, wo die Eltern ihr Kind in voller Länge vor sich stehen sehen, wird auch ihnen so richtig bewusst, wie sehr es seit seiner Geburt bereits gewachsen ist (gute 20 cm dürften dazugekommen sein).

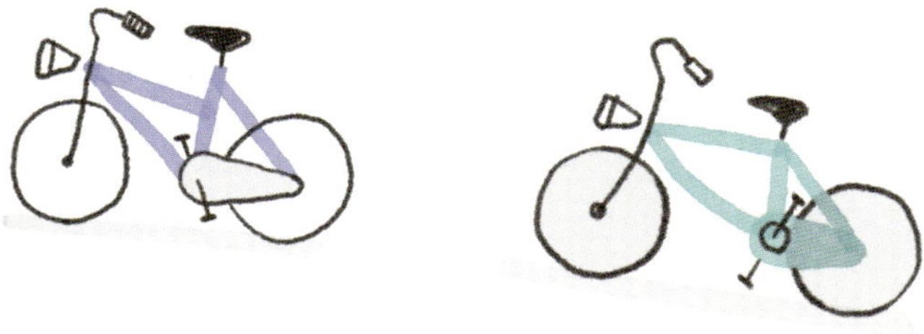

80 | Baby lernt, sich durch Gesten zu verständigen

Wahrscheinlich spricht Ihr Baby nun schon ein wenig, doch auch nonverbal entwickelt es sich weiter. Sich durch Gesten mitzuteilen, kann für ein Kind in vielen Dingen deutlich einfacher sein, als es auszusprechen. Bis es „Auf Wiedersehen!" oder auch nur „Tschüss!" sagen kann, wird wohl noch etwas Zeit ins Land gehen, aber durch Winken kann es schon heute das Gleiche ausdrücken. Schiebt es seinen Teller von sich, möchte es sicherlich zeigen: Das will ich nicht (mehr). Und umarmt es den Papa, sagt es ohne Worte: Ich hab dich lieb.

81 | Baby lernt die Zeigegeste

Die Zeigegeste ist die effektivste Gebärde, die ein Kind in der zweiten Hälfte des ersten Lebensjahres einsetzen kann, um mitzuteilen, dass es etwas möchte. Und dem Kind ist schnell bewusst, welche Macht der ausgestreckte Zeigefinger hat. Einmal auf ein Spielzeug gedeutet, dann auf die Mama und wieder zurück – was mag das wohl bedeuten?!

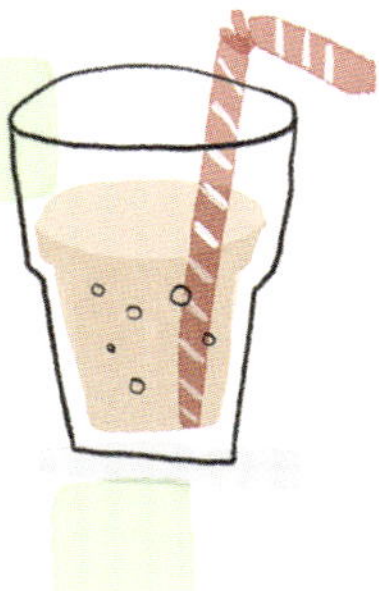

82 | Baby lernt das erste Wort

Der kleine Sonnenschein hat sein erstes richtiges Wort gesagt. Die Eltern platzen vor Stolz. Nach da-da-da und ba-ba-ba endlich ein richtiges Wort! Aber es wurde ja auch fleißig geübt. Gar nicht so einfach, in wirklich jedem Satz mindestens dreimal „Mama" unterzubringen, nicht wahr?!? Ganz beiläufig natürlich. Soll dem Papa ja nicht auffallen, dass man ihn unterschlägt. Und dann ist es soweit. Erst ganz vorsichtig: M... m... m... Ja, das wird, das wird, nur weiter! M... Mpa... – Hä? Wo kommt denn jetzt das P her? „Ma-ma", wird da noch schnell geflüstert. Und da kommt es auch schon: M... Mpa ... Pa-pa! Tja, so kann's gehen.

Da fragt sich die ein oder andere Mutter sicher schon, wann die bessere Hälfte heimlich mit dem Spross geübt hat.

Zeit

Wir

Glück

Familie

83 | Baby lernt, durch kreatives Denken an Dinge heranzukommen

Das Prinzip von Ursache und Wirkung hat ein Baby mit etwa elf Monaten so gut verinnerlicht, dass es sich Taktiken überlegen kann, wie es an bestimmte Dinge, die außerhalb seiner Reichweite liegen, herankommt. So muss man sich nicht mehr unbedingt bewegen, um den Spielzeugelefanten in die Finger zu kriegen, nein, man greift die Schnur, die am Hals des Tieres befestigt ist, und zieht es zu sich rüber. Baby braucht auch nicht traurig sein, dass es noch nicht stehen und somit noch nicht an die Tischkante langen kann, nein, ein Griff zur weit herunterhängenden Tischdecke und das begehrte Objekt darauf gehört ihm – und vieles andere, was sich auf dem Tisch befand!

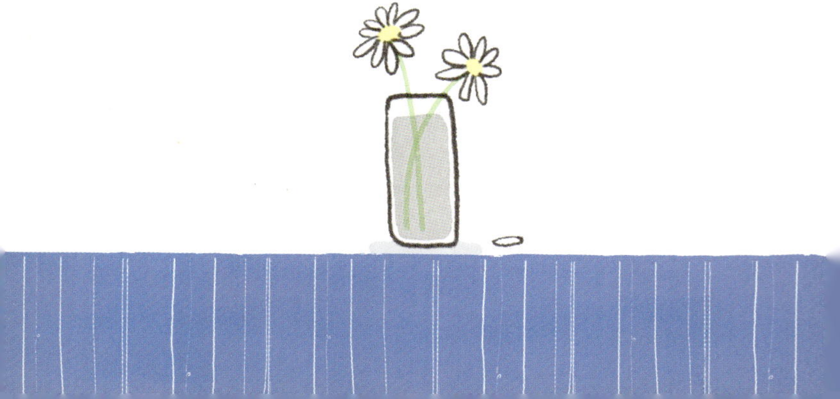

84 | Baby lernt, dass manche Dinge tabu sind

Sobald ein Baby eine gewisse Mobilität erlangt hat und Dinge selbstständig greift – natürlich auch Dinge, die es NICHT in die Finger kriegen soll – wird es Zeit für „Bah!". Hä?, fragen Sie sich? Ganz einfach, Baby braucht ein Wort für Situationen, in denen es einen Gegenstand nicht anfassen, aufheben oder herunterziehen soll. Das kann „bah" sein oder „nein" oder jedes andere Wort, am besten jedoch eins, das das Kind selbst eventuell schon aussprechen kann.

Kinder verstehen sehr schnell, dass dieser Begriff bedeutet: *Bloß nicht anfassen!*, wenn Mama und Papa ihn mit einer entsprechenden Geste unterstreichen und den fast schon ergatterten Gegenstand schnell außer Reichweite schaffen. Also nicht wundern, wenn Töchterchen oder Sohnemann bald schon auf Fifis Hundekot oder den Zigarettenstummel auf dem Gehweg zeigt und stolz „Bah!" ruft.

85 | Baby lernt, den Löffel zu gebrauchen

Seit das Baby mit etwa einem halben Jahr von der reinen Milchnahrung zu Brei gewechselt hat, kennt es den Löffel. Mama und Papa tunken ihn in die bunte Masse, er kommt angeflogen und haps... ist er im Kindermund verschwunden. Doch sobald der Nachwuchs Interesse zeigt, können die Eltern ihm den Löffel auch mal in die eigene Hand drücken. Mit knapp einem Jahr ist es oft soweit und dann beginnt eine Zeit voll bekleckerter Kleidung, verdreckter Tische und vollgekrümelter Fußböden, denn mit dem Löffel zu essen ist deutlich schwerer, als es aussieht. Ihn in die Mahlzeit zu tunken funktioniert meistens noch recht gut, doch das Essen auf dem Löffel zu balancieren, bis er den Mund erreicht hat, ist eine wirkliche Herausforderung. Hier macht nur Übung den Meister.

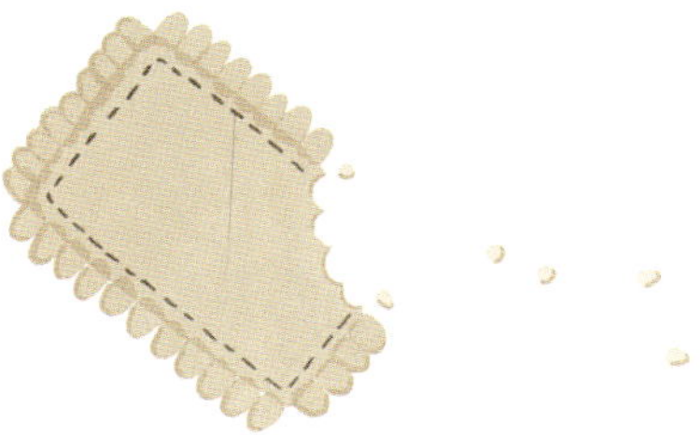

86 | Baby lernt, am Familientisch zu essen

Hat Baby bisher möglichst immer eine „Extrawurst" bekommen, sprich, das Essen fürs Kind wurde speziell zubereitet oder deutlich weniger gewürzt, ist es gegen Ende des ersten Lebensjahres soweit, am Familientisch normal mitzuessen. Voraussetzungen sind: Das Baby hat nun ausreichend Zähne im Mund, um die Nahrung vernünftig zu kauen, und die Mahlzeit ist ausgewogen, gesund und einigermaßen kindgerecht (Currywurst-Pommes dürfte für das Kleine also noch nichts sein!).
Das Baby kann nun problemlos morgens und abends ein Brot essen – in kleine Würfel geschnitten, damit es dies allein probieren kann – und mittags das Erwachsenen-Menü kosten. Jetzt werden sich auch die Vorlieben des Kindes mehr und mehr zeigen. Ist es eher der Spinat- oder der Broccolityp? Knäckebrot oder Toast? Doch nicht gleich aufgeben, wenn Baby mal ein Lebensmittel ablehnt. Oft müssen Kinder Dinge mehr als zehnmal gekostet haben, um sie für gut zu befinden.

87 | Baby lernt Zähneputzen

Schon ab dem ersten Zahn heißt es für Baby und Eltern: Zähneputzen! Natürlich ist noch lange nicht an das normale Putzen, wie es ein Erwachsener macht, zu denken. Baby muss behutsam an das neue Ritual gewöhnt werden. Auch die Zahnbürste selbst ist einem Kind zuerst fremd, aber da sich das Kleine ja noch alles in den Mund steckt, was ihm zwischen die Finger kommt, wird es kein Problem sein, dass es auch diese mal testet. Eine weiche Babyzahnbürste ist für den Anfang genau das Richtige. Zu Beginn putzen Mama oder Papa natürlich hauptsächlich allein, mit der Zeit wird das Baby aber versuchen, sich die Zähne selbst zu putzen – die Eltern putzen dann nach.

Und was tun, wenn ein Kind sich partout keine Zähne putzen lassen will? Das kommt immer wieder vor, besonders wenn es gerade wieder zahnt und alles im Mund empfindlicher ist als sonst. Gute Tricks sind der vorgehaltene Spiegel – ist doch witzig, dem anderen Baby gleichzeitig beim Putzen zusehen zu können –, Baby darf auch Mama und Papa die Zähne putzen oder ein (selbstgedichtetes) Zahnputzlied.

88 | Baby lernt, Gegenstände mit Worten zu verbinden

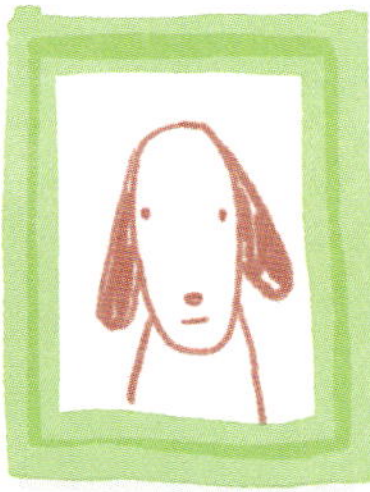

Das erste Wort hat Baby womöglich schon gesprochen. Nun verlangt es immer mehr danach, Gegenstände oder Personen, die es kennt, auch benennen zu können. „Papa“ und „Mama“ klappen eventuell schon, Tiere mit vier Beinen sind oft erst einmal alle „Wauwau“ und Kinder jeglichen Alters „Baby“. Mit der Steigerung des Wortschatzes findet dann eine immer größere Differenzierung statt, so dass zum Beispiel bald nur noch der Hund ein „Wauwau“ ist, das Schaf als „Mäh“ bezeichnet wird und die Kuh als „Muh“. Ein ähnliches Beispiel ist das „Auto“. Dieser Begriff wird anfangs vielleicht für jedes Fahrzeug gelten – vom Dreirad bis zum Flugzeug. Durch Differenzierung in immer kleinere Einheiten entstehen nach und nach auch Begriffe wie „Trecker“, „Laster“, „Zug“ oder „Rad“. Diese Entwicklung wird sich in den folgenden Lebensjahren weiter fortsetzen.

89 Baby lernt, an Möbeln entlangzulaufen

Das Baby hat nun viele Wochen lang das Aufstehen und Stehenbleiben geübt und ist schon ziemlich gut darin. Ganz lässig zieht es sich an allem hoch, was ihm hilfreich sein kann – manchmal erwischt es dabei allerdings auch Dinge, die selbst nicht so standfest sind; also teure Bodenvasen und Ähnliches besser vorher in Sicherheit bringen!

Jetzt geht Baby auf Entdeckungstour. An Tisch, Sofa, Bank, Bett und jedem anderen Möbelstück macht es nun erste Schritte seitwärts. Das Kind läuft! So zittrig und vorsichtig dies zu Beginn noch aussehen mag, schon nach kurzer Zeit wird das Kleine zu einem richtigen Flitzer.

Gut zu wissen

Mit neun bis zehn Monaten lernt ein Kind außerdem, sich aus dem Stand wieder hinzusetzen.

Es klingt banal, ist aber eine weitere Herausforderung – fast so schwierig wie das Aufstehen.

90 | Baby lernt frei laufen

Taps, taps… Kinderfüße schieben sich vorsichtig am Sofa entlang. Mamas Hände erscheinen in Babys Blickfeld. *Komm, greif zu!* Vertrauensvoll fassen Babyhände in große Hände und schon spaziert das Kleine durch den Raum, nur gehalten von Mamas Fingern.

Sobald ein Kind den Mut aufbringt, an der Hand zu laufen, ist der Weg zum freien Gehen nicht mehr weit. Bald wird die eine Hand losgelassen, dann die zweite und das Kind macht seine ersten Schritte in dieser Welt ganz allein. Ein großartiger Augenblick. Und ein riesiger Schritt zu mehr Selbstständigkeit.

Wenn Ihr Kind zum Ende des ersten Lebensjahres noch nicht läuft, sondern stattdessen schnell wie ein Panther durch die Wohnung krabbelt – kein Grund zur Sorge! Manche Kinder laufen erst in vier bis fünf Monaten und auch das ist ganz normal. Wichtig ist nur, dass sich ein Kind insgesamt weiterentwickelt, neue Dinge lernt und neugierig bleibt.

91 | Baby lernt, Gefahr magisch anzuziehen

Ja, leider ist es wirklich so. Sobald Babys Bewegungsdrang größer wird und es an mehr und mehr Dinge herankommt, kann ein Haushalt zur Babyfalle werden. *Oh, eine Treppe, ob ich da schon allein runterkomme? Hm, was sind denn das für zwei interessante Löcher in der Wand? Kriege ich dort auch meinen Finger hinein? Ah, lustige kleine, runde Dinger, die schmecken bestimmt gut. Mal probieren …*

Überall im Haus verbergen sich Gefahrenquellen für ein Kind – doch keine Angst, sie lassen sich auch schnell beseitigen. Sichern Sie Treppen durch Schutzgitter, Steckdosen durch eine Kindersicherung und vermeiden Sie es, Medikamente oder andere giftige Dinge (Putzmittel, Zigaretten, diverse Pflanzen) in Reichweite des Babys liegenzulassen.

Die Wohnung auch immer mit den Augen eines Kindes zu betrachten hilft, Gefahrenquellen schnell zu orten und zu beseitigen.

92 | Baby lernt Bauklötze stapeln

Ein Baby wird zum Ende des ersten Lebensjahres immer geschickter mit seinen Händen. Kleine Dinge gezielt in die passend geformte Öffnung zu stecken, bereitet ihm keine Schwierigkeiten. Zu dieser Zeit wird auch ein neuer Stapelkönig geboren: Viele Kleinkinder lieben es, Bauklötze aufeinander zu stapeln, große Türme zu bauen… und diese dann mit lautem Gepolter wieder umzustoßen. Ein Heidenspaß, den die Eltern unbedingt unterstützen sollten, da das Stapeln oder Ineinanderstecken von Spielzeug Babys Feinmotorik-Entwicklung fördert.

Gut zu wissen

Vorsicht bei zu kleinen Gegenständen! Diese können noch leicht verschluckt werden oder finden sich in Babys Nase wieder.

93 | Baby geht auf die Suche

Der Blick wandert unter die Kommode. Nichts. Das Händchen fasst unter den Schrank. Nichts. Der kleine Körper geht erst auf die Knie und liegt dann flach auf dem Boden. Erneuter Blick unter den Schrank. Aha! Ganz hinten links schimmert er. Der kleine bunte Plastiklöffel. Gefunden!
Doch wie kommt man da jetzt ran? Das Ärmchen wird gestreckt… noch ein bisschen… und noch ein bisschen. Klappt nicht. Zu kurz. Dann halt auf die harte Tour: „Mama! Maaaaamaaaaaa! MAAAAAAAAAAMMMMM-MAAAAAAAAAAA!"

Gut zu wissen

Zum Ende des ersten Lebensjahres werden Kinder hartnäckig, wenn ein begehrter Gegenstand nicht zu finden ist. Da wird sich gebückt oder flach auf den Bauch gelegt, um auch unter den niedrigsten Schrank schauen zu können. Ein Baby akzeptiert die „Abwesenheit" eines Spielzeugs o. ä. nicht mehr länger, es geht auf die Suche.

94 | Baby lernt das Wiedererkennen

Zum Ende des ersten Lebensjahres sind manche Kinder schon in der Lage, Personen oder Gegenstände auf einem Bild bzw. einem Foto wiederzuerkennen. Babys Erinnerungsfähigkeit wächst und so kann es die Oma, die im Bilderrahmen an der Wand abgebildet ist, tatsächlich erkennen, wenn es sich auch so verhält, als wäre es die reale Oma, die es dort sieht. Also bitte nicht wundern, wenn Ihr Kind sich der Person auf dem Foto entgegenlehnt und auf den Arm genommen werden möchte. Den Symbolcharakter eines Bildes versteht es erst im zweiten Lebensjahr.

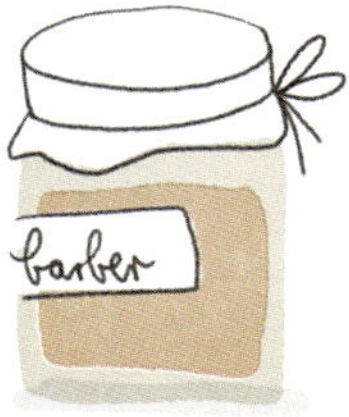

95 | Baby lernt aufräumen

Wenn Sie überlegen, dass die Anrichte im Wohnzimmer eigentlich auch mal ausgeräumt, ausgemistet und neu gefüllt werden müsste, wenden Sie sich vertrauensvoll an Ihr Kind. Der fast einjährige Spross wird das mit größtem Vergnügen übernehmen. Fotos, die Ihnen schon lange peinlich waren, sind dann sicher aus den alten Fotoalben entfernt und mit Wachsmalstift verschönert worden, Puzzles, denen immer schon 1-2 Teilchen fehlten, können nach Durchsicht Ihres Nachwuchses getrost entsorgt werden und auch die Steinchen und Würfel diverser Gesellschaftsspiele haben nach Babys Aufräumaktion eine so völlig neue Ordnung erhalten, dass Sie glatt mehrere neue Spielvarianten im Schrank haben.

Gut zu wissen

Mit einem Jahr sind Schubladen oder niedrige Türen für ein Kind kein Hindernis mehr.
Das Aus- und Einräumen von Schränken gehört nun zu einer seiner Lieblingsbeschäftigungen.
Ordnung will ja schließlich gelernt sein!

96 | Baby lernt den Sofaabstieg

Wie oft ist den Eltern schon beinahe das Herz stehengeblieben, wenn ihr Kind auf halsbrecherische Art und Weise versucht, vom Sofa herunterzukommen. Zu Anfang sehr beliebt: kopfüber! Das würde natürlich zwangsläufig mit dem Kopf auf dem Fußboden oder an einer Tischkante enden. Schlechte Idee!
Sobald die Kinder stehen oder vielleicht sogar schon am Sofa oder einer Bank entlanglaufen können, wird ihr Erkundungs- und Bewegungsdrang stärker und stärker. Der Weg auf das Sofa rauf ist noch recht einfach, wenn die Beine erst einmal lang genug sind, doch herunter? Eine unaufmerksame Sekunde und schon hängt das Baby bereits mit einer Pobacke über der Kante. Hier sind Mama und Papa gefragt, ihrem Spross den richtigen „Abstieg" zu zeigen: auf den Bauch, Füße voran, Popo hinterher und schon steht er auf dem Fußboden. Gar nicht so schwer. Und beim nächsten Mal schafft Baby das schon fast allein – gelernt ist gelernt!

97 | Baby lernt malen

Schon in ihrem ersten Lebensjahr werden die meisten Kinder kleine Künstler. Sie können etwa ab dem 12. Monat dicke Stifte wie beispielsweise Wachsmaler greifen und damit auf Papier malen. Anfangs ist die Kraft, die ein Baby mit dem Stift auf das Blatt ausübt, sehr gering. Bald schon wird es aber immer sicherer, nimmt das Schreibgerät fest in eine Hand und kritzelt drauf los.
Legen Sie sich eine Mappe zu, in der Sie Babys Kunstwerke sammeln können! Es lohnt sich.

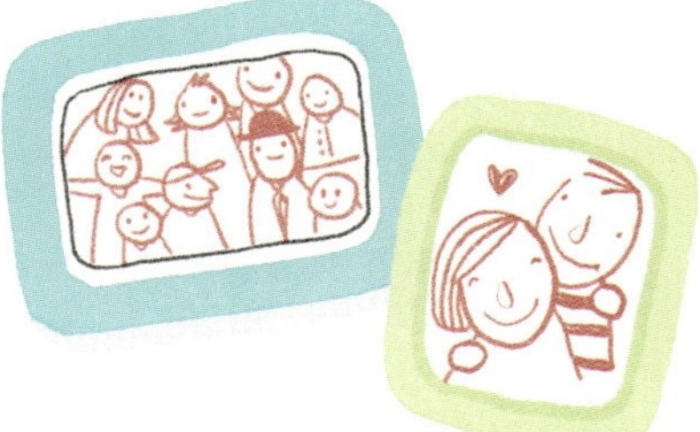

98 | Baby lernt, allein zu spielen

Warum spielen Kinder? Eine allgemeingültige Antwort darauf gibt es bis heute nicht. Doch kann man sicher sagen, dass das Spiel ein Motor der kindlichen Entwicklung ist – physisch, kognitiv und emotional-sozial. Weniger wissenschaftlich betrachtet gibt es neben Atmen, Essen und Körperkontakt nichts Wichtigeres für ein Baby als das Spiel.

Früher als viele Eltern vielleicht denken, kann sich ein Baby mit sich selbst beschäftigen. Wenn es still auf dem Boden hockt und minutenlang eine Spinne an der Wand beobachtet, müssen Mama und Papa kein schlechtes Gewissen bekommen, ihr Kind könne sich langweilen. Nein, Baby erkundet gerade seine Umwelt und ist sicher völlig fasziniert von dem kleinen Wesen mit den vielen langen, dünnen Beinen. Da würden Erwachsene nur stören.

Schon Kinder ab vier Monaten können allein spielen. Das heißt jedoch nicht, dass man sie stundenlang mit ihren Spielsachen allein lassen kann. 10 bis 15 Minuten kann ein bis zu einem Jahr altes Baby ohne Gesellschaft spielen und hat Spaß dabei. Es lernt, sich unabhängig von der Zuwendung eines Erwachsenen zu amüsieren, stärkt dabei sein Selbstwertgefühl und seine Konzentrationsfähigkeit. Kinder, die ausnahmslos von ihren Eltern „bespielt" werden, verlieren irgendwann vollends die Fähigkeit, sich mit sich selbst zu beschäftigen.

99 | Baby kann durchschlafen (!)

Wahrscheinlich ist es zum Ende des ersten Lebensjahres in den allermeisten Familien soweit: Baby schläft durch! Hurra! Es ist einfach eine unglaubliche Erleichterung, wenn Mama und Papa nachts nicht mehr aus dem kuscheligen Bett raus müssen, um schlaftrunken über kalte Fliesen in die Küche zu laufen, die Milch zu holen oder eine gefühlte Ewigkeit die kleine Nachteule wieder ins Schlummerland zu schaukeln.
Im Alter von knapp einem Jahr schläft ein Kind meist 11 bis 12 Stunden in der Nacht und macht zudem tagsüber noch 1-2 Nickerchen. Doch natürlich kann es trotz aller Routine immer mal wieder zu Schlafproblemen kommen. Neue Zähnchen kündigen sich an, Baby ist krank oder einfach eine sehr anhängliche Phase in der Entwicklung des Kleinen kann dazu führen, dass es nachts plötzlich schreit. Davon einfach nicht aus der Ruhe bringen lassen. Das Gute ist, Sie wissen, es geht wieder vorbei, denn: *MEIN Kind schläft durch, MEIN Kind schläft durch…*

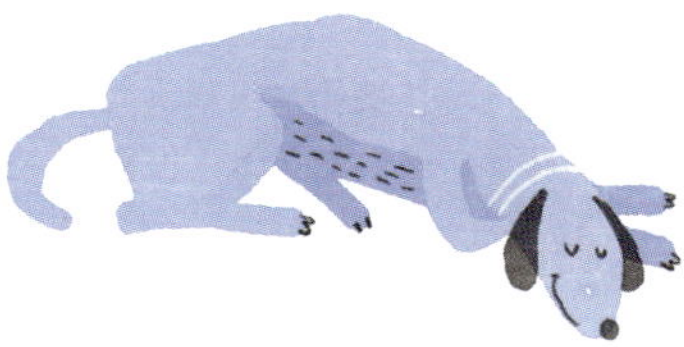

100 | Baby lernt Geburtstag feiern!

Herzlichen Glückwunsch! Nun ist bereits ein ganzes Jahr vergangen, seit ein kleines Baby das Licht der Welt erblickt hat. Wie schnell die Zeit vergeht. So viele wundervolle Dinge sind in diesem Jahr passiert, so viele neue Fähigkeiten hat sich das Kleine angeeignet. Nie wieder in seinem Leben lernt es so viel in nur einem Jahr. Aus einem praktisch hilflosen Säugling, der allein damit schwer beschäftigt war, zu trinken und zu schlafen, ist ein Kleinkind geworden, das krabbeln, stehen und womöglich schon laufen kann, das erste Worte spricht und versteht und seine Emotionen ausdrückt. Ein Wunder.
Und nun darf der kleine Sonnenschein lernen, wie man seinen ersten Geburtstag feiert, wie man pustet, um eine Kerze auszublasen, wie man sich einen großen Löffel Kuchen in den Mund schiebt und wie man Geschenkpapier zerreißt.

Alles Gute!

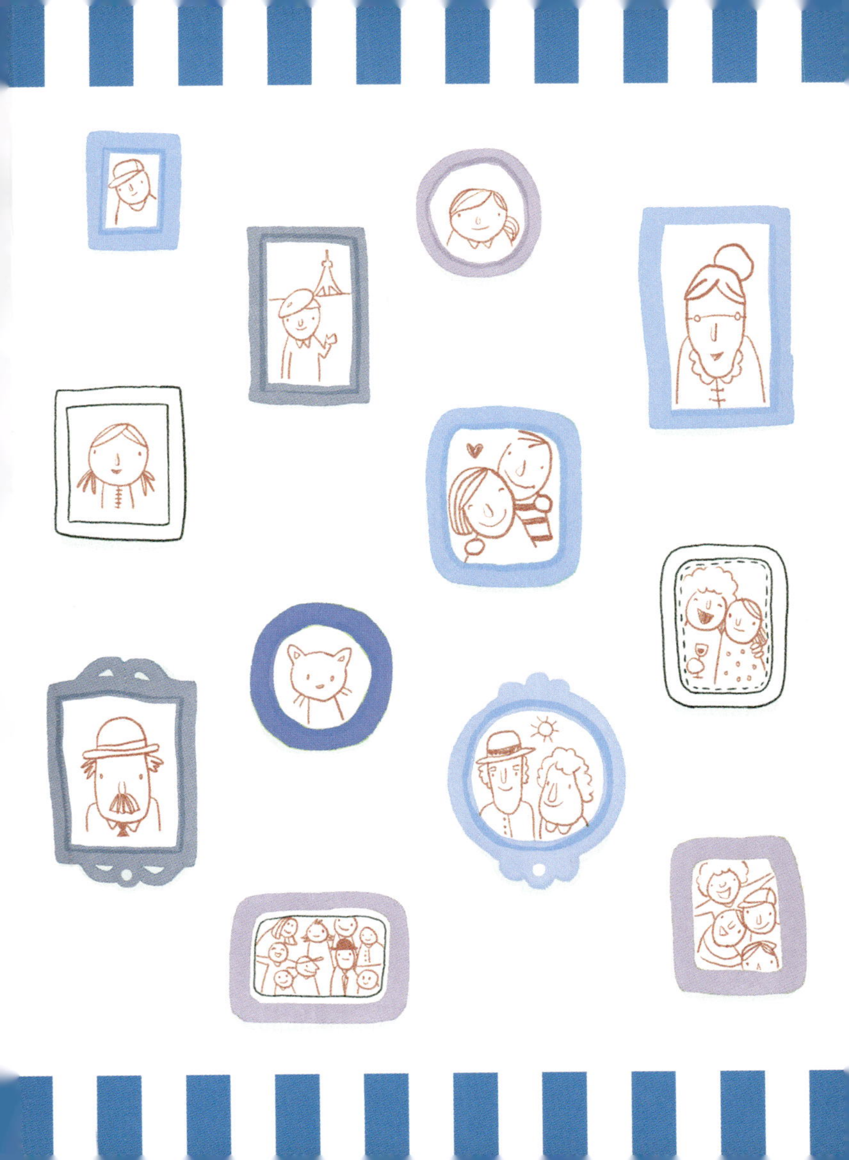

Über die Autoren

Prof. Dr. Dr. Hartmut Kasten

Professor Dr. Dr. Hartmut Kasten, geboren 1945, ist Entwicklungspsychologe, Frühpädagoge und Familienforscher. Lange Jahre war er am IFP München (Staatsinstitut für Frühpädagogik) und dem IFB Bamberg (Staatsinstitut für Familienforschung) tätig.
Er veröffentlichte zahlreiche Werke, unter anderem zu den Themen *Entwicklung im Kindes- und Jugendalter, soziale Kompetenzen* oder *Einzel- und Geschwisterkinder* und lehrt an der Ludwig-Maximilians-Universität München.
Hartmut Kasten lebt in Oberbayern, ist verheiratet und hat eine Tochter.

www.hartmut-kasten.de

Daniela Vogel, M. A.

Daniela Vogel studierte Germanistik, Volkskunde und Ethnologie in Münster. Nach ihrem Magisterabschluss arbeitete sie acht Jahre lang als Lektorin im Coppenrath Verlag, bis sie sich vor einem Jahr mit dem *Kreativlektorat* selbstständig machte.
Für die Mutter eines kleinen Mädchens liegt Babys erstes Jahr noch gar nicht weit zurück, sodass die Erinnerungen daran an den passenden Stellen in dieses Buch eingeflossen sind.
Daniela Vogel lebt mit Mann und Tochter im Sauerland.

www.kreativlektorat.de